现代中医临床高级参考书

中医各家学说教学参考书

张锡纯用药心法丛书

锡纯

用龙骨牡蛎

主编 李成文 卫 明

中国医药科技出版社

内 容 提 要

　　本书汇集张锡纯临证应用龙骨、牡蛎的理、法、方、药、医案与医话，辑龙骨、牡蛎方剂41首，医案100余则，医案涉及内、外、妇、儿等50余种病证。可作为中医各家学说辅导参考用书，也适合临床、文献研究者对张锡纯使用的药物进行专题研究参考之用，更适合中医各科临床工作者、中医爱好者系统研究学习张锡纯用药经验之用。

图书在版编目（CIP）数据

　　张锡纯用龙骨牡蛎 / 李成文，卫明主编 . — 北京：中国医药科技出版社，2016.10

　　（张锡纯用药心法丛书）

　　ISBN 978-7-5067-8623-2

　　Ⅰ．①张…　Ⅱ．①李…　②卫…　Ⅲ．①龙骨 – 中药疗法　②牡蛎科 – 中药疗法　Ⅳ．① R282.76　② R282.74

　　中国版本图书馆 CIP 数据核字（2016）第 195088 号

美术编辑　陈君杞

出版　中国医药科技出版社

地址　北京市海淀区文慧园北路甲 22 号

邮编　100082

电话　发行：010 – 62227427　邮购：010 – 62236938

网址　www.cmstp.com

规格　710 × 1000mm $\frac{1}{16}$

印张　8 $\frac{1}{4}$

字数　98 千字

版次　2016 年 10 月第 1 版

印次　2020 年 3 月第 2 次印刷

印刷　三河市百盛印装有限公司

经销　全国各地新华书店

书号　ISBN 978-7-5067-8623-2

定价　**23.00 元**

编 委 会

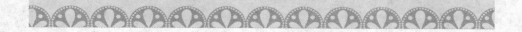

前　言

张锡纯（1860~1933 年）是清末民初著名医学家，学验俱丰。他从 1918 年到 1933 年历经 15 年时间，总结了自己学习、研究中医的心得体会与临床经验，编纂完成《医学衷中参西录》一书。内容包括医方、病证、药解、医论、医话随笔、伤寒等部分，还有大量详细记录其临证精华的医案夹杂其中。该书重视理论，阐发配伍，详述医案，活用经方，化裁古方，创制新方，擅长小方，精研药性，强调生用，善投大剂，喜用对药，注重用法，一经问世，即洛阳纸贵，对后世产生了巨大的影响。

《医学衷中参西录》采用方中夹案、病中夹案、药中夹案、论中夹案、医话随笔中夹案，方后附案、病后附案、药后附案、论后附案、医话随笔后附案，案中论方、案中论药、案中论病、案中论理，方中论病、方中论理、方中论药，药中论理、药中论方、药中论病、药后附案，论中夹药、论中夹方、论中夹病、论中夹案、论后附案，杂谈随笔其他中论理、杂谈随笔其他中论方、杂谈随笔其他中论药、杂谈随笔其他中夹案、杂谈随笔其他中附案等编写方法，因撰写时间跨度长达 15 年，体例不一，随写随刊，分五次出版，这导致同一内容分散于多个篇章，给后人系统阅读和掌握张锡纯的学术思想与临证用药心法带来了诸多不便。

本丛书共 10 本，其中 9 本分别从石膏、人参、山药、山茱萸、黄芪、桂（桂枝、肉桂）、赭石、姜、龙牡（龙骨、牡蛎）的角度来写，以药为纲，以点带面，将同一味中药在张锡纯行医的不同时期、分散在书中不同位置的相关应用收集到一起，包括功效、用法、配伍、相关方剂和医案，以期通过专药专题的形式学习张锡纯用药经验，实现对《医学衷中参西录》一书的全面梳理和学习。另外 1 本《张锡纯用小方》是以方为纲，以临证医案为核心，系统地总结了张锡纯用小方思路的特色，有利于学习与掌握其应用小方的配伍规律与用药经验。希望这种重构类编性质的编排方式，能够帮助读者对经典著作《医学衷中参西录》有一个清晰、系统、全面地认识，从而更好地学习和继承。

丛书遵从以经解经，内容完全出自《医学衷中参西录》一书，最大限度地反映张锡纯本人的经验论述，不添加任何现代人的观点和评价，希望读者读来能有原汁原味、酣畅淋漓的感觉。另外，凡入药成分涉及国家禁猎和保护动物的（如犀角、虎骨等），为保持古籍原貌，原则上不改。但在临床运用时，应使用相关的替代品。

承蒙中国医药科技出版社、《中医各家学说》精编教材编委会、中华中医药学会名医学术思想研究分会的大力支持，使本书得以付梓。

限于作者水平，不当之处敬请斧正。

李成文
于 2016 年孟夏

编写说明

　　本书是作者在长期研读《医学衷中参西录》及编纂《中医学术流派医案·张锡纯医案》的基础上，对张锡纯临证应用龙骨、牡蛎的理、法、方、药、医案与医话等进行全面梳理，分类归纳，总结药性功效，配伍规律，汇录方剂，集腋医案，纂成本书，四易其稿。以药为纲，以方为目，以临证医案为核心，涵盖内、外、妇、儿各科疾病。具体内容如下：

　　1. 药效与用法，包括性味、归经、功效、主治、配伍、剂量、用法、禁忌等。

　　2. 龙骨、牡蛎方剂分为组成、主治、加减、用法、方论等，按音序排列。方论涵盖经论、病机阐发、辨证思路、方义分析、用药心得、药药配伍、药方配伍、中西药配伍、药药鉴别、方方鉴别、证证鉴别、前人用药得失评价等。对少数没有方名的方剂根据具体情况给予新的方名，所加内容均注明"编者注"，以示区别。原方剂组成中无该药者，若随证加减中，应用该药极具特色者，也酌情选用。医案及论述中所用方剂没有药物组成者，为方便对原文的理解，均用括号注明原方剂药物组成、煎煮与应用方法、主治病证等。

　　3. 医案，汇集《医学衷中参西录》中全部应用龙骨、牡蛎的医案，包括张氏所治医案、其子与门徒所治医案、指导他人用药医案、他人用其方药所治医案，及张氏摘录历代名医应用龙骨、牡蛎的医案。非张氏所治医案均在案末注明"本案为他人所治，编者注"。出自不同章节的同一医案只取其一，于案后注明另一医案的出处，便于读者相互合参，有利于掌握其处方用药特点。

　　张锡纯用龙骨、牡蛎医案按内科、妇科、儿科、外科、五官科分类，14 岁及以下归入儿科。内科医案按肺病、心病、脾胃病、肝胆病、肾病、其他杂病排序；妇科医案按月经病、带下病、妊娠病、产后病排序；儿科医案按伤寒、惊风、疹排序；外科病医案按疮疡、瘰疬、梅毒排序。以满足临床实际需要。所有选录内容全部出自《医学衷中参西录》，只对原文归纳综合，并标明出处，不妄评其内容，使其能尽量原汁原味地反映张锡纯临证应用龙骨、牡蛎的心得。

4. 对于必须要说明的问题，采用加编者注的形式用括号标注。

本书系统总结了张锡纯应用龙骨、牡蛎的临证经验与心得，希望对进一步挖掘中医学宝库、提高临床疗效、发扬光大中医学具有重要的现实意义和深远的历史意义。

编　者
2016 年孟夏

目 录

第一章　药效与用法

第一节　药性功效

一、龙骨

龙骨味淡，微辛，性平。质最黏涩，具有翕收之力（以舌舐之即吸舌不脱，有翕收之力可知），故能收敛元气、镇安精神、固涩滑脱。凡心中怔忡、多汗淋漓、吐血、衄血、二便下血、遗精白浊、大便滑泻、小便不禁、女子崩带，皆能治之。其性又善利痰，治肺中痰饮咳嗽，咳逆上气，其味微辛，收敛之中仍有开通之力，故《本经》谓其主泻利脓血，女子漏下，而又主癥瘕坚结也。

龙齿与龙骨性相近，而又饶镇降之力，故《本经》谓主小儿、大人惊痫，癫疾狂走，心下结气，不能喘息也。

龙之为物，历载于上古、中古各书，原可确信其有也。而西人则谓天地间决无此物，所谓龙骨者，乃山矿中之石类。诚如西人之说，则药肆所鬻之龙骨，何以宛有骨节，且有齿与角乎？愚尝与内炼诸道友谈及，而道友之内炼功深者，则谓两眉之间恒自见有阳光外现作金色，仿佛若龙。愚乃恍然悟会，古人所谓尸居龙见者，即此谓也。并悟天地间之所谓龙，原系天地间元阳之气，禀有元阳之灵，即有时得诸目睹，无非元阳之光外现也。然其光有象无质（此《易》所谓，在天成象），故龙之飞腾变化，莫可端倪，此《易》之乾卦论纯阳之天德，而取象于龙，使龙实有体质，仍貌然一物耳，岂可以仿天德哉？然气化之妙用，恒阴阳互相应求，龙之飞也，太空之阴云应之，与之化合而成雨；龙之潜也，地下之阴气应之，与之化合而成形（此《易》所谓，在地成形），所成之形名为龙骨，实乃龙身之模范也。迨阳气萌动上升，龙之元阳乘时飞去，而其化合所成之形质仍留地中，于是取以入药，最有翕收之力。凡人身阴阳将离，气血滑脱，神魂浮越之证，皆能愈之。以其原为真阴真阳之气化合而成，所以能使人身之阴阳互根，气血相恋，神魂安泰而不飞越也。如谓系他物之骨，久埋地中，得山陇之气化而为石性，若石蟹、石燕者，然而天地间何物之骨，有若是之巨者哉？

徐灵胎曰：龙得天地元阳之气以生，藏时多，见时少，其性至动而能静，故其骨最黏涩，能收敛正气，凡心神耗散、肠胃滑脱之疾皆能已之。且敛正气而不敛邪气，所以仲景于伤寒之邪气未尽者亦用之。

上所录徐氏议论极精微，所谓敛正气而不敛邪气，外感未尽亦可用之者，若仲景之柴胡加龙骨牡蛎汤、桂枝甘草龙骨牡蛎汤诸方是也。愚于伤寒、温病，热实脉虚，心中怔忡，精神骚扰者，恒龙骨与萸肉、生石膏并用，即可随手奏效（有案载萸肉条下可参观）。至其谓龙为元阳之气所生，愚因之则别有会心，天地有元阳，人身亦有元阳，气海中之元气是也。此元气在太极为未判阴阳，包括为先天生生之气即无极也。由此阳气上升而生心，阳气下降而生肾，阴阳判而两仪立矣。心阳也，而中藏血液；肾阴也，而中藏相火，阴中有阳，阳中有阴，而四象成矣。龙为天地之元阳所生，是以元气将涣散者，重用龙骨即能敛住，此同气感应之妙用也。且元气之脱，多由肝经（肝系下与气海相连，故元气之上脱者必由肝经），因肝主疏泄也。夫肝之取象为青龙，亦与龙骨为同气，是以龙骨之性，既能入气海以固元气，更能入肝经以防其疏泄元气，此乃天生妙药，是以《本经》列之上品也。且为其能入肝敛戢肝木，愚于忽然中风肢体不遂之证，其脉甚弦硬者，知系肝火肝风内动，恒用龙骨同牡蛎加于所服药中以敛戢之，至脉象柔和其病自愈。三期七卷有镇肝息火汤，五期三卷有建瓴汤，皆重用龙骨，方后皆有验案可参观。

王洪绪谓：龙骨宜悬于井中，经宿而后用之。观此，可知龙骨不宜煅用也。愚用龙骨约皆生用，惟治女子血崩，或将流产，至极危时恒用煅者，取其涩力稍胜，以收一时之功也。(《医学衷中参西录·龙骨解》)

龙者天地之元阳也，其飞腾之时原有气无质，是以出没变化人莫窥测。至其潜藏地中，则元阳栖止之处必有元阴以应之，阴阳会合，得地气而成形，遂生龙骨。是龙骨者，原龙全身之模型也。追至龙潜既久，乘时飞去，元阳既升于空际，其所遗龙骨之中仍含有元阴，是以舌舐之其力能吸舌，此元阴翕收之力也。若生用之，凡心中怔忡、虚汗淋漓、经脉滑脱、神魂浮荡诸疾，皆因元阳不能固摄，重用龙骨，藉其所含之元阴以翕收此欲涣之元阳，则功效立见。若煅用之，其元阴之气因煅伤损，纵其质本黏涩，煅后其黏涩增加，而其翕收之力则顿失矣。用龙骨者用其黏涩，诚不如用其吸收也。明乎此理，则龙骨之不宜煅益明矣。王洪绪《证治全生集》谓"用龙骨者，宜悬之井中，经宿而后用之"，是可谓深知龙骨之性，而善于用之者矣。(《医学衷中参西录·论龙骨不可煅用之理》)

龙骨敛正气而不敛邪气，此徐灵胎注《本经》之言，诚千古不刊之名论也。(《医学衷中参西录·治肢体痿废方·补偏汤》)

龙骨能安魂……是龙骨、牡蛎，固为补魂魄精神之妙药也。(《医学衷中参西录·治吐衄方·补络补管汤》)

二、牡蛎

牡蛎味咸而涩，性微凉。能软坚化痰，善消瘰疬，止呃逆，固精，治女子崩带。《本经》谓其主温疟者，因温疟但在足少阳，故不与太阳相并为寒，但与阳明相并为热（此理参观五期一卷少阳为游部论始明）。牡蛎之生，背西向东，为足少阳对宫之药，有自然感应之理，故能入其经而祛其外来之邪。主惊恚怒气者，因惊则由于胆，怒则由于肝，牡蛎咸寒属水，以水滋木，则肝胆自得其养。且其性善收敛有保合之力，则胆得其助而惊恐自除，其质类金石有镇安之力，则肝得其平而恚怒自息矣。至于筋原属肝，肝不病而筋之或拘或缓者自愈，故《农经》又谓其除拘缓也。

牡蛎所消之瘰疬，即《本经》所谓鼠瘘。《本经》载之，尽人皆能知之，而其所以能消鼠瘘者，非因其咸能软坚也。盖牡蛎之原质，为碳酸钙化合而成，其中含有沃度（亦名海典），沃度者善消瘤赘瘰疬之药也。处方编中消瘰丸下附有验案可参观。

方书谓牡蛎左顾者佳，然左顾右顾辨之颇难，因此物乃海中水气结成，亿万相连，或覆或仰，积聚如山，古人谓之蚝山（蚝即牡蛎）。覆而生者，其背凸，仍覆置之，视其头向左回者为左顾，仰而生者其背凹，仍仰置之，其头亦向左回者为左顾，若不先辨其覆与仰，何以辨其左顾右顾乎？然以愚意测之，若瘰疬在左边者用左顾者佳，若瘰疬在右边者，左顾者亦未必胜于右顾者也。

牡蛎若作丸散，亦可煅用，因煅之则其质稍软，与脾胃相宜也。然宜存性，不可过煅，若入汤剂仍以不煅为佳。（《医学衷中参西录·牡蛎解》）

牡蛎能强魄……是龙骨、牡蛎，固为补魂魄精神之妙药也。（《医学衷中参西录·治吐衄方·补络补管汤》）

三、龙骨、牡蛎并用

而愚则谓龙骨与牡蛎同用，不惟不敛邪气，转能逐邪气使之外出。陈修园谓龙属阳而潜于海，故其骨能引逆上之火、泛滥之水下归其宅。若与牡蛎同用，为治痰之神品。而愚则谓龙骨、牡蛎同用，最善理关节之痰。凡中风者，其关节间皆有顽痰凝滞，是以《金匮》风引汤治热瘫痫，而龙骨、牡蛎并用也。不但此也，尝诊此证，左偏枯者其左脉必弦硬，右偏枯者其右脉必弦硬。夫弦硬乃肝木生风之象，其内风兼动，可

知龙骨、牡蛎大能宁静内风，使脉之弦硬者变为柔和。（《医学衷中参西录·治肢体痿废方·补偏汤》）

陈修园曰：痰水也，随火而上升。龙属阳而潜于海，能引逆上之火、泛滥之水，下归其宅。若与牡蛎同用，为治痰之神品。今人止知其性涩以收脱，何其浅也。

徐灵胎曰：龙得天地纯阳之气以生。藏时多，见时少，其性虽动而能静。故其骨最黏涩，能收敛正气，凡心神耗散，肠胃滑脱之疾，皆能已之。又曰：阳之纯者，乃天地之正气。故在人亦但敛正气，而不敛邪气。所以仲景于伤寒邪气未尽者，亦恒与牡蛎同用，后之医者，于此义盖未之审也。又曰：人身之神属阳，然非若气血之有形质，可补泻也，故治神为最难。龙者秉天地之元阳出入而变化不测，乃天地之神也，以神治神，则气类相感，更佐以寒热温凉补泻之法，虽无形之病，不难治矣。又曰：天地之阳气有二，一为元阳之阳，一为阴阳之阳。阴阳之阳，分于太极既判之时，以日月为升降，而水火则其用也；与阴为对待，而不并于阴，此天地并立之义也。元阳之阳，存于太极未判之时，以寒暑为起伏，而雷雨则其用也；与阴为附丽，而不杂于阴，此天包地之义也。龙者正天地元阳之气所生，藏于水而不离乎水者也。故春分阳气上并泉冷，龙用事而能飞。秋分阳气下并泉温，龙退蛰而能潜。人身五脏属阴，而肾尤为阴中之至阴，故人之元阳藏焉，是肾为藏水之脏，而亦为藏火之脏也。所以阴分之火，动而不藏者亦用龙骨，盖借其气以藏之，必能自还其宅也。

按：此论与前论皆妙甚，果能细参其理，则无疑于拙拟之从龙汤矣。（《医学衷中参西录·治伤寒方·从龙汤》）

龙骨、牡蛎能收敛上溢之热，使之下行，而上溢之血，亦随之下行归经。（《医学衷中参西录·治吐衄方·补络补管汤》）

且龙骨、牡蛎之功用神妙无穷。即脉之虚弱已甚，日服补药毫无起象，或病虚极不受补者，投以大剂龙骨、牡蛎，莫不立见功效，余亦不知其何以能然也。愚曰：人身阳之精为魂，阴之精为魄。龙骨能安魂，牡蛎能强魄。魂魄安强，精神自足，虚弱自愈也。是龙骨、牡蛎，固为补魂魄精神之妙药也。（《医学衷中参西录·治吐衄方·补络补管汤》）

龙骨、牡蛎以镇肝息风。（《医学衷中参西录·论吴氏《温病条辨》二甲复脉三甲复脉二汤》）

愚治冲气上冲，并挟痰涎上逆之证，皆重用龙骨、牡蛎、半夏、赭石诸药以降之、镇之、敛之，而必少用厚朴以宣通之，则冲气痰涎下降，而中气仍然升降自若无滞碍。（《医学衷中参西录·厚朴解》）

第二节　配伍

又寒温证表里皆虚，汗出淋漓，阳明胃腑仍有实热者，用此汤（白虎加人参以山药代粳米汤，编者注）时，宜加龙骨、牡蛎。（《医学衷中参西录·治伤寒温病同用方·白虎加人参以山药代粳米汤》）

若其人多汗者，无论虚热实热，皆分毫不宜用。若其人每日出汗者，无论其病因为内伤、外感、虚热、实热，皆宜于所服汤药中加生龙骨、生牡蛎、净山萸肉各数钱，或研服好朱砂五分，亦可止汗，盖以汗为心液，朱砂能凉心血，故能止汗也。（《医学衷中参西录·论肺病治法》）

人身之汗，犹天地之有雨也。天地阴阳和而后雨；人身亦阴阳和而后汗。然雨不可过，过雨则田禾淹没；汗亦不可过，过汗则身体虚弱。是以微汗之解肌者，可以和营卫、去灼热、散外感、通经络、消肿胀、利小便、排泄恶浊外出，汗之为用亦广矣。若大汗淋漓，又或因之亡阳，因之亡阴，甚或阴阳俱亡，脱其元气，种种危机更伏于汗之中矣，而在阴虚劳热者，为尤甚。虚劳之证，有易出汗者，其人外卫气虚，一经发热，汗即随热外泄。治之者，宜于滋补药中，加生龙骨、生牡蛎、山萸肉以敛其汗。有分毫不出汗者，其人肌肤干涩，津液枯短，阴分虚甚，不能应阳分而化汗，其灼热之时，肌肤之干涩益甚，亦宜少加龙骨、牡蛎、萸肉诸药，防其出汗。何者？盖因其汗蓄久不出，服药之后，阴分滋长，能与阳分洽浃，其人恒突然汗出。若其为解肌之微汗，病或因之减轻；若为淋漓之大汗，病必因之加重，甚或至于不治。是以治此等证者，皆宜防其出汗。其服药至脉有起色时，尤宜谨防。可预购净萸肉二两，生龙骨、生牡蛎各一两备用。其人将汗时，必先有烦躁之意，或周身兼觉发热，即速将所备之药煎汤两盅，先温服一盅，服后汗犹不止者，再温服一盅，即出汗亦必不至虚脱也。至其人或因泄泻日久致虚者，若用药将其大便补住后，其脏腑之气化不复下溜，即有转而上升之机，此时亦宜预防其出汗，而购药以备之，或更于所服药中兼用敛汗之品。(《医学衷中参西录·治虚劳证宜慎防汗脱说》)

然龙骨、牡蛎，虽能敛火息风，而其性皆涩，欠下达之力，惟佐以赭石则下达之力速，上逆之气血即可随之而下。(《医学衷中参西录·赭石解》)

有因胃气不降，致胃中血管破裂，其证久不愈者，宜降以赭石而以龙骨、牡蛎、三七诸药佐之（诸方及所治之案，皆详于三卷二期）。无论吐衄之证，种种病因不同，疏方皆以赭石为主，而随证制宜，佐以相当之药品，吐衄未有不愈者。(《医学衷中参西录·赭石解》)

又有龙骨、牡蛎与紫石英同用，善敛冲气，与桂枝同用，善平肝气。肝冲之气不上干，则血之上充者自能徐徐下降也。且其方虽名风引，而未尝用祛风之药，其不以热瘫痫为中风明矣。特后世不明方中之意，多将其方误解耳。拙拟之建瓴汤，重用赭石、龙骨、牡蛎，且有加石膏之时，实窃师风引汤之义也（风引汤方下之文甚简，似非仲景笔墨，故书多有疑此系后世加入者，故方中之药品不纯）。(《医学衷中参西录·论脑充血证可预防及其证误名中风之由》)

升陷汤证，有兼肝胆之火上冲，并冲气亦上冲者，加龙骨、牡蛎、芡实，甚为适宜。因三药皆敛药，而非降药，是以升陷汤后之注语，原有加萸肉之说，萸肉亦与芡实诸药同性也。(《医学衷中参西录·答受业高

索助质疑》)

萸肉与龙骨、牡蛎同用，以涩之、敛之，故咳血亦随之愈也。(《医学衷中参西录·山萸肉解》)

牛膝，味甘微酸，性微温。原为补益之品，而善引气血下注，是以用药欲其下行者，恒以之为引经。故善治肾虚腰疼、腿疼，或膝疼不能屈伸，或腿痿不能任地，兼治女子月闭血枯，催生下胎。又善治淋疼，通利小便，此皆其力善下行之效也。然《别录》又谓其除脑中痛，时珍又谓其治口疮齿痛者何也？盖此等证，皆因其气血随火热上升所致，重用牛膝引其气血下行，并能引其浮越之火下行，是以能愈也。愚因悟得此理，用以治脑充血证，伍以赭石、龙骨、牡蛎诸重坠收敛之品，莫不随手奏效，治愈者不胜计矣。为其性专下注，凡下焦气化不固，一切滑脱诸证皆忌之。此药怀产者佳，川产者有紫白两种色，紫者佳。(《医学衷中参西录·牛膝解》)

其淋而兼清脱也，可与生龙骨、生牡蛎并用。

至愚若遇此证用小青龙汤时，则必去桂枝，留麻黄，加龙骨、牡蛎（皆生用）各数钱，其有热者加知母，热甚者加生石膏。则证之陈新皆顾，投之必效，而非孤注之一掷矣。(《医学衷中参西录·用小青龙汤治外感痰喘之经过及变通之法》)

第三节　禁忌

龙骨、牡蛎，皆宜生用，而不可煅用者，诚以龙为天地间之元阳与元阴化合而成，迨至元阳飞去所余元阴之质即为龙骨。牡蛎乃大海中水气结成，万亿相连，聚为蚝山，为其单片无孕育，故名为牡，实与龙骨同禀至阴之性以翕收为用者也。若煅之则伤其所禀之阴气，虽其质因煅少增黏涩，而翕收之力全无，此所以龙骨、牡蛎宜生用而不可煅用也。(《医学衷中参西录·太阳病小青龙汤证》)

龙骨、牡蛎，若专取其收涩可以煅用，若用以滋阴、用以敛火，或取其收敛，兼取其开通者（二药皆敛而能开），皆不可煅。若用于丸散中，微煅亦可。今用者一概煅之，殊非所宜。

龙骨、牡蛎、石膏、滑石、赭石诸捣末之药，亦皆易沸。大凡煎药，其初滚最易沸，煎至将滚时，须预将药罐之盖敞开，以箸搅之。迨沸过初滚，其后仍沸，敞盖煎之无妨，若不沸者，始可盖而煎之。盖险急之证，安危止争此药一剂。设更委之仆婢，将药煎沸出，复不敢明言，则误事多矣。故古之医者，药饵必经己手修制，即煎汤液，亦必亲自监视也。(《医学衷中参西录·例言》)

第二章 方 剂

安冲汤

[**组成**] 白术炒,六钱　生黄芪六钱　生龙骨捣细,六钱　生牡蛎捣细,六钱

大生地六钱　生杭芍三钱　海螵蛸捣细,四钱　茜草三钱　川续断四钱

[**主治**] 妇女经水行时多而且久,过期不止或不时漏下。(《医学衷中

参西录·治女科方·安冲汤》)

安魂汤

[**组成**] 龙眼肉六钱　酸枣仁炒捣,四钱　生龙骨捣末,五钱　生牡蛎捣末,

五钱　清半夏三钱　茯苓片三钱　生赭石轧细,四钱

[**主治**] 心中气血虚损,兼心下停有痰饮,致惊悸不眠。

[**用法**] 若服一二剂后无效者,可于服汤药之外,临睡时用开水送

服西药臭剥(性详第七卷加味磁朱丸下)一瓦,借其麻痹神经之力,以

收一时之效,俾汤剂易于为力也。

[**方论**] 方书谓痰饮停于心下,其人多惊悸不寐。盖心火也,痰饮

水也,火畏水刑,故惊悸至于不寐也。然痰饮停滞于心下者,多由思虑

过度,其人心脏气血,恒因思虑而有所伤损。故方中用龙眼肉以补心

血,酸枣仁以敛心气,龙骨、牡蛎以安魂魄,半夏、茯苓以清痰饮,赭

石以导引心阳下潜,使之归藏于阴,以成瞌睡之功也。(《医学衷中参西

录·治心病方·安魂汤》)

保元寒降汤

［**组成**］生赭石轧细，一两　野台参五钱　生地黄一两　知母八钱　净萸肉八钱　生龙骨捣细，六钱　生牡蛎捣细，六钱　生杭芍四钱　广三七细末，捣分两次用头煎二煎药汤送服，三钱

［**主治**］吐衄证，血脱气亦随脱，喘促咳逆，心中烦热，其脉上盛下虚者。

［**方论**］此方亦载于三期吐衄门中，而兹则略有更改也。至于第三期所载此二方之原方，非不可用，宜彼宜此之间，细为斟酌可也。(《医学衷中参西录·论吐血衄血之原因及治法》)

补络补管汤

［**组成**］生龙骨捣细，一两　生牡蛎捣细，一两　萸肉去净核，一两　三七研细药汁送服，二钱

［**主治**］咳血吐血，久不愈者。

［**加减**］服之血犹不止者，可加赭石细末五六钱。

［**方论**］此方原无三七，有乳香、没药各钱半。

偶与友人景山谈及，景山谓："余治吐血，亦用兄补络补管汤以三七代乳香没药则其效更捷。愚闻之遂欣然易之。"

"龙骨、牡蛎能收敛上溢之热，使之下行，而上溢之血，亦随之下行归经。至萸肉为补肝之妙药，凡因伤肝而吐血者，萸肉又在所必需也。且龙骨、牡蛎之功用神妙无穷。即脉之虚弱已甚，日服补药毫无起象，或病虚极不受补者，投以大剂龙骨、牡蛎，莫不立见功效，余亦不知其何以能然也。"愚曰："人身阳之精为魂，阴之精为魄。龙骨能安魂，牡蛎能强魄。魂魄安强，精神自足，虚弱自愈也。是龙骨、牡蛎，固为补魂魄精神之妙药也。"

或又问：回血管之说，证以秦越人《难经》益可确信。然据西人之

说，谓吐紫黑成块者，亦系回血管之血，何以人之腑中或胁下，素有瘀积，偶有因吐紫黑成块之血而愈者？答曰：此等证，西人亦尝论及，谓有因肝脾瘀血及他处瘀血由胃而出，而胃自不病者，吐后即觉松适，所谓以病医病也。然他处弃血，既假道于胃而出，虽云胃自不病，而胃中回血管必有溃裂之处，亦宜治以化瘀，兼收涩之药。浓煎龙骨牡蛎汤，送下三七细末，可以顷刻奏效。若但认为瘀血，任其倾吐，未有不危殆者。此有关性命之证，医者切宜知之。

或问：《内经》调阳明厥逆，则吐衄。西人谓胃中血管损伤破裂出血，则吐血。此二说亦相通乎？答曰：阳明厥逆，胃腑气血必有膨胀之弊，此血管之所以易破也。降其逆气，血管之破者自闭，设有不闭，则用龙骨、牡蛎诸收涩之药以补之，防其溃烂，佐以三七、乳香、没药诸生肌之品以养之。此拙拟补络补管汤所以效也。设使阳明未尝厥逆，胃中血管或因他故而破裂，则血在胃中，亦恒随饮食下行自大便出，不必皆吐出也。(《医学衷中参西录·治吐衄方·补络补管汤》)

补偏汤

[**组成**] 生黄芪一两五钱　当归五钱　天花粉四钱　天冬四钱　甘松三钱　生明乳香三钱　生明没药三钱

[**主治**] 偏枯。

[**加减**] 初服此汤时，宜加羌活二钱，全蜈蚣一条（焙焦研服），以祛风通络，三四剂后去之。脉大而弦硬者，宜加山萸肉（核皆去净）、生龙骨、生牡蛎各数钱，至脉见和软后去之。服之觉闷者，可佐以疏通之品，如丹参、生鸡内金（捣细）、陈皮、白芥之类，凡破气之药皆不宜用。觉热者，可将花粉、天冬加重，热甚者可加生石膏数钱，或至两许。

[**方论**] 偏枯之证，因其胸中大气虚损，不能充满于全身，外感之邪即于其不充满之处袭之经络，闭塞血脉，以成偏枯之证。病在左者，

宜用鹿茸（汤浸兑服）、鹿角（锉细炙服），或鹿角胶（另炖同服）作引。病在右者，宜用虎骨（锉细炙服）或虎骨胶（另炖同服）作引（作引之理详第四卷活络效灵丹下）。

试观《金匮》治热瘫痫有风引汤，方中石膏与寒水石并用，《千金》小续命汤为六经中风之通剂，去附子，加石膏、知母名白虎续命汤，古法可考也。觉凉者，宜去花粉、天冬。凉甚者加附子、肉桂（捣细冲服）。（《医学衷中参西录·治肢体痿废方·补偏汤》）

参赭镇气汤

[**组成**] 野台参四钱　生赭石轧细，六钱　生芡实五钱　生山药五钱　萸肉去净核，六钱　生龙骨捣碎，六钱　生牡蛎捣碎，六钱　生杭芍四钱　苏子炒捣，二钱

[**主治**] 阴阳两虚，喘逆迫促，有将脱之势，亦治肾虚不摄，冲气上干，致胃气不降作满闷。（《医学衷中参西录·治喘息方·参赭镇气汤》）

[**方论**] 有肾虚不纳气，更兼元气虚甚，不能固摄，而欲上脱者，其喘逆之状恒较但肾虚者尤甚。宜于前方中去芍药、甘草，加野台参五钱，萸肉改用一两，赭石改用八钱。服一剂喘见轻，心中觉热者，可酌加天冬数钱。或用拙拟参赭镇气汤亦可（方载三期第二卷，系野台参、生杭芍各四钱，生赭石、生龙骨、生牡蛎、净萸肉各六钱，生怀山药、生芡实各五钱，苏子二钱）。有因猝然暴怒，激动肝气、肝火，更挟冲气上冲，胃气上逆，迫挤肺之吸气不能下行作喘者，方用川楝子、生杭芍、生赭石细末各六钱，厚朴、清夏、乳香、没药、龙胆草、桂枝尖、苏子、甘草各二钱，磨取铁锈浓水煎服。以上三项作喘之病因，由于肝肾者也，而其脉象则有区别。阴虚不纳气者，脉多细数；阴虚更兼元气欲脱者，脉多上盛下虚；肝火、肝气挟冲气、胃气上冲者，脉多硬弦而长。审脉辨证，自无差误也。（《医学衷中参西录·总论喘证治法》）

澄化汤

[**组成**] 生山药一两　生龙骨捣细,六钱　牡蛎捣细,六钱　牛蒡子炒捣,三钱　生杭芍四钱　粉甘草钱半　生车前子布包,三钱

[**主治**] 小便频数,遗精白浊,或兼疼涩,其脉弦数无力,或咳嗽,或自汗,或阴虚作热。(《医学衷中参西录·治淋浊方·澄化汤》)

从龙汤

[**组成**] 龙骨不用煅,捣,一两　牡蛎不用煅,捣,一两　生杭芍五钱　清半夏四钱　苏子炒捣,四钱　牛蒡子炒捣,三钱

[**主治**] 外感痰喘,服小青龙汤,病未痊愈,或愈而复发者,继服此汤。

[**加减**] 热者,酌加生石膏数钱或至一两。

[**方论**] 从来愚治外感痰喘,遵《伤寒论》小青龙汤加减法,去麻黄加杏仁,热者更加生石膏,莫不随手而愈。然间有愈而复发,再服原方不效者,自拟得此汤后,凡遇此等证,服小青龙汤一两剂即愈者,继服从龙汤一剂,必不再发。未痊愈者,服从龙汤一剂或两剂,必然痊愈。名曰从龙汤者,为其最宜用于小青龙汤后也。

或疑方中重用龙骨、牡蛎,收涩太过,以治外感之证,虽当发表之余,仍恐余邪未尽,被此收涩之药固闭于中,纵一时强制不喘,恐病根益深,异日更有意外之变。答曰:若是以品龙骨、牡蛎,浅之乎视龙骨、牡蛎者也,斯可征之以前哲之说。(《医学衷中参西录·治伤寒方·从龙汤》)

有外感之风寒内侵,与胸间之水气凝滞,上迫肺气作喘者,此《伤寒论》小青龙汤证也。当必效《金匮》之小青龙加石膏法,且必加生石膏至两许,用之方效。又此方加减定例,喘者去麻黄,加杏仁。而愚用此方治喘时,恒加杏仁,而仍用麻黄一钱;其脉甚虚者,又宜加野台

参数钱。三期第五卷有更定后世所用小青龙汤分量，可参观也。又第五卷中载有拙拟从龙汤方，治服小青龙汤后喘愈而仍反复者。方系用生龙骨、生牡蛎各一两，杭芍五钱，清半夏、苏子各四钱，牛蒡子三钱，热者酌加生石膏数钱，用之曾屡次奏效。上所论两则治外感作喘之大略也。（《医学衷中参西录·总论喘证治法》）

愚因反复研究，此证非不可治，特用药未能吻合，是以服药终不见效。徐灵胎谓"龙骨之性，敛正气而不敛邪气"，故《伤寒论》方中，仲景于邪气未尽者，亦用之。外感喘证服小青龙汤愈而仍反复者，正气之不敛也。遂预拟一方，用龙骨、牡蛎（皆不煅）各一两以敛正气，苏子、清半夏各五钱以降气利痰，名之曰从龙汤，谓可用于小青龙汤之后。（《医学衷中参西录·用小青龙汤治外感痰喘之经过及变通之法》）

定心汤

[组成] 龙眼肉一两　酸枣仁炒捣，五钱　萸肉去净核，五钱　柏子仁炒捣，四钱　生龙骨捣细，四钱　生牡蛎捣细，四钱　生明乳香一钱　生明没药一钱

[主治] 心虚怔忡。

[加减] 心因热怔忡者，酌加生地数钱，若脉沉迟无力者，其怔忡多因胸中大气下陷，详观拙拟升陷汤（在第四卷）后跋语及诸案，自明治法。

[方论]《内经》谓"心藏神"，神既以心为舍宇，即以心中之气血为保护。有时心中气血亏损，失其保护之职，心中神明遂觉不能自主，而怔忡之疾作焉。故方中用龙眼肉以补心血，枣仁、柏仁以补心气，更用龙骨入肝以安魂，牡蛎入肺以定魄，魂魄者心神之左辅右弼也，且二药与萸肉并用，大能收敛心气之耗散，并三焦之气化亦可因之团聚。特是心以行血为用，心体常有舒缩之力，心房常有启闭之机，若用药一于补敛，实恐于舒缩启闭之运动有所妨碍，故又少加乳香、没药之流通气血者以调和之。其心中兼热用生地者，因生地既能生血以补虚，尤善凉

血而清热，故又宜视热之轻重而斟酌加之也。(《医学衷中参西录·治心病方·定心汤》)

毒淋汤

[组成] 金银花六钱　海金沙三钱　石韦二钱　牛蒡子炒捣，二钱　甘草梢二钱　生杭芍三钱　三七捣细，二钱　鸦胆子去皮，三十粒

[主治] 花柳毒淋，疼痛异常，或兼白浊，或兼溺血。

[加减] 此证若兼受风者，可加防风二三钱。若服药数剂后，其疼瘥减，而白浊不除，或更遗精者，可去三七、鸦胆子，加生龙骨、生牡蛎各五钱。

[用法] 上药八味，先将三七末、鸦胆子仁开水送服，再服余药所煎之汤。

[方论] 今人治毒淋，喜用西药猛悍之品，以其善消淋证之毒菌也。不知中药原有善消此等毒菌，更胜于西药者，即方中之鸦胆子是也。盖鸦胆子味至苦，而又善化瘀解毒清热，其能消毒菌之力，全在于此。又以三七之解毒化腐生肌者佐之，以加于寻常治淋药中，是以治此种毒淋，更胜于西药也。(《医学衷中参西录·治淋浊方·毒淋汤》)

膏淋汤

[组成] 生山药一两　生芡实六钱　生龙骨捣细，六钱　生牡蛎捣细，六钱　大生地切片，六钱　潞党参三钱　生杭芍三钱

[主治] 膏淋。

[方论] 膏淋之证，小便浑浊，更兼稠黏，便时淋涩作疼。此证由肾脏亏损，暗生内热。肾脏亏损则蛰藏不固，精气易于滑脱；内热暗生，则膀胱熏蒸，小便改其澄清。久之，三焦之气化滞其升降之机，遂至便时牵引作疼，而浑浊稠黏矣。故用山药、芡实以补其虚，而兼有收摄之功。龙骨、牡蛎以固其脱，而兼有化滞之用（理详第八卷清带汤

下）。地黄、芍药以清热利便。潞参以总提其气化，而斡旋之也。若其证浑浊，而不稠黏者，是但出之溺道，用此方时，宜减龙骨、牡蛎之半。（《医学衷中参西录·治淋浊方·膏淋汤》）

固冲汤

[**组成**] 白术_{炒，一两} 生黄芪_{六钱} 龙骨_{煅捣细，八钱} 牡蛎_{煅捣细，八钱} 萸肉_{去净核，八钱} 生杭芍_{四钱} 海螵蛸_{捣细，四钱} 茜草_{三钱} 棕边炭_{二钱} 五倍子_{轧细药汁送服，五分}

[**主治**] 妇女血崩。

[**加减**] 脉象热者，加大生地一两。凉者，加乌附子二钱。

[**方论**] 从前之方，龙骨、牡蛎皆生用，其理已详于理冲丸下。此方独用煅者，因煅之，则收涩之力较大，欲借之以收一时之功也。（《医学衷中参西录·治女科方·固冲汤》）

女子血崩，因肾脏气化不固，而冲任滑脱也。曾拟有固冲汤，脉象热者加大生地一两；凉者加乌附子二钱；大怒之后，因肝气冲激血崩者，加柴胡二钱。若服两剂不愈，去棕边炭，加真阿胶五钱，另炖同服。服药觉热者宜酌加生地。（《医学衷中参西录·论血崩治法》）

既济汤

[**组成**] 大熟地_{一两} 萸肉_{去净核，一两} 生山药_{六钱} 生龙骨_{捣细，六钱} 生牡蛎_{捣细，六钱} 茯苓_{三钱} 生杭芍_{三钱} 乌附子_{一钱}

[**主治**] 大病后阴阳不相维系。阳欲上脱，或喘逆，或自汗，或目睛上窜，或心中摇摇如悬旌；阴欲下脱，或失精，或小便不禁，或大便滑泻。一切阴阳两虚，上热下凉之证。（《医学衷中参西录·治阴虚劳热方·既济汤》）

[**方论**] 夫子之书，博大精深，包含弘富，固也。然一种仁慈恺恻之情浩瀚无极，而谵语本诸实验，不设疑阵，不尚空谈，果能心小胆

大，遵用方论，莫不左右逢源，遂使读斯书者，苟无先入之见横亘于胸，皆能心悦诚服，临风膜拜也。勋于医学，本无深切之研究。去秋于友人处得见大著，如获拱璧，立即函购，并尽力宣传，以为斯书多流通一部，即可多救无数之人命。是以会中同人，为先生忠纯信徒者，已不乏人，皆能遵信书中方论，屡愈大证。其尤者，则为海关秦君甲先。此君年力方壮，勇于任事，实具心小胆大之天然资格。当夏秋之交，虎疫猖狂，被聘为烟台防疫医院救济医生。每遇霍乱之轻者，皆以卫生防疫宝丹取效。凡至吐泻已极，气息濒危之候，均放胆用急救回阳汤挽救，有照原方加至半倍者。

又多有并非霍乱，经粗野针师用宽扁之针放血至数碗，以致奄奄欲脱者，率以数两萸肉、生山药救其急，而以大剂既济汤善其后。其有证本温病，误针放血欲脱，服既济汤后脉象转实，大热大渴，辄用大剂白虎加人参以山药代粳米汤，石膏有用至三两者，率能得燥粪而愈。且卫生防疫宝丹方，传诸四乡，救人无算。据药房云，绅商富家配制此药施舍者，竟至一百六十余料。每料以百服计，当治愈轻重之证万人以上，我夫子制此方之功德，为何如哉！至于勋，因心钝公忙，临证之机会转少。（《医学衷中参西录·高砚樵来函》）

加味左归饮

[组成] 大熟地　大生地　生怀山药各六钱　甘枸杞　怀牛膝　生龙骨　生牡蛎各五钱　净萸肉三钱　云苓片一钱

[方论] 有下焦阴分虚损，不能与上焦阳分相维系，其心中之君火恒至浮越妄动，以致心机亢进者，其人常苦眩晕，或头疼、目胀、耳鸣，其脉象上盛下虚，或摇摇无根，至数加数，宜治以加味左归饮。方用大熟地、大生地、生怀山药各六钱，甘枸杞、怀牛膝、生龙骨、生牡蛎各五钱，净萸肉三钱，云苓片一钱。此壮水之源以制浮游之火，心机之亢者自归于和平矣。

有非心机亢进而有若心机亢进者，怔忡之证是也。心之本体原长发动以运行血脉，然无病之人初不觉其动也，惟患怔忡者则时觉心中跳动不安。盖人心中之神明原以心中之气血为凭依，有时其气血过于虚损，致神明失其凭依，虽心机之动照常，原分毫未尝亢进，而神明恒若不任其震撼者，此其脉象多微细，或脉搏兼数。宜用山萸肉、酸枣仁、怀山药诸药品以保合其气；龙眼肉、熟地黄、柏子仁诸药以滋养其血；更宜用生龙骨，牡蛎、朱砂（研细送服）诸药以镇安其神明。气分虚甚者可加人参；其血分虚而且热者可加生地黄。

有心中神明不得宁静，有若失其凭依，而常惊悸者，此其现象若与心脏麻痹相反，若投以西药麻醉之品如臭剥、抱水诸药，亦可取效于一时，而究其原因，实亦由心体虚弱所致，惟投以强心之剂，乃为根本之治法。当细审其脉，若数而兼滑者，当系心血虚而兼热，宜用龙眼肉、熟地黄诸药补其虚，生地黄、玄参诸药泻其热，再用生龙骨、牡蛎以保合其神明，镇靖其魂魄，其惊悸自除矣。其脉微弱无力者，当系心气虚而莫支，宜用参、术、芪诸药以补其气，兼用生地黄、玄参诸滋阴药以防其因补生热，更用酸枣仁、山萸肉以凝固其神明、收敛其气化，其治法与前条脉弱怔忡者大略相同。特脉弱怔忡者，心机之发动尤能照常，而此则发动力微，而心之本体又不时颤动，犹人之力小任重而身颤也，其心脏弱似较怔忡者尤甚矣。（《医学衷中参西录·论心病治法》）

建瓴汤

[**组成**] 生怀山药一两　怀牛膝一两　生赭石轧细，八钱　生龙骨捣细，六钱　生牡蛎捣细，六钱　生怀地黄六钱　生杭芍四钱　柏子仁四钱

[**用法**] 磨取铁锈浓水以之煎药。

[**方论**] 愚十余年来治愈此证颇多，曾酌定建瓴汤一方，服后能使脑中之血如建瓴之水下行，脑充血之证自愈。爰将其方详列于下，以备医界采用。

方中赭石必一面点点有凸，一面点点有凹，生轧细用之方效。若大便不实者去赭石，加建莲子（去心）三钱。若畏凉者，以熟地易生地。（《医学衷中参西录·论脑充血证可预防及其证误名中风之由》）

黄芪之性，又善治肢体痿废，然须细审其脉之强弱，其脉之甚弱而痿废者，西人所谓脑贫血证也。盖人之肢体运动虽脑髓神经司之，而其所以能司肢体运动者，实赖上注之血以涵养之。其脉弱者，胸中大气虚损，不能助血上升以养其脑髓神经，遂致脑髓神经失其所司，《内经》所谓"上气不足，脑为之不满"也。拙拟有加味补血汤、干颓汤，方中皆重用黄芪。凡脉弱无力而痿废者，多服皆能奏效。若其脉强有力而痿废者，西人所谓脑充血证，又因上升之血过多，排挤其脑髓神经，俾失所司，《内经》所谓"血菀（同郁）于上，为薄厥也"如此等证，初起最忌黄芪，误用之即凶危立见。迨至用镇坠收敛之品，若拙拟之镇肝息风汤、建瓴汤治之。其脉柔和而其痿废仍不愈者，亦可少用黄芪助活血之品以通经络，若服药后，其脉又见有力，又必须仍辅以镇坠之品，若拙拟之起痿汤，黄芪与赭石、䗪虫诸药并用也。（《医学衷中参西录·黄芪解》）

今之治偏枯者多主气虚之说，而习用《医林改错》补阳还五汤。然此方用之有效有不效，更间有服之即偾事者，其故何也？盖人之肢体运动原脑髓神经为之中枢，而脑髓神经所以能司运动者，实赖脑中血管为之濡润，胸中大气为之斡旋。乃有时脑中血管充血过度，甚或至于破裂，即可累及脑髓神经，而脑髓神经遂失其司运动之常职；又或有胸中大气虚损过甚，更或至于下陷，不能斡旋脑髓神经，而脑髓神经亦恒失其司运动之常职。此二者，一虚一实，同为偏枯之证，而其病因实判若天渊。设或药有误投，必至凶危立见。是以临此证者，原当细审其脉，且细询其未病之先状况何如。若其脉细弱无力，或时觉呼吸短气，病发之后并无心热头疼诸证，投以补阳还五汤，恒见效。即不效，亦必不至有何弊病。若其脉洪大有力，或弦硬有力，更预有头疼眩晕之病，至病发之时，更觉头疼眩晕益甚，或兼觉心中发热者，此必上升之血过多，致脑中血管充血过甚，隔管壁泌出血液，或管壁少有罅漏流出若干血液，若其所出之血液，黏滞左边司运动之神经，其右半身即偏枯，若黏滞右边司运动之神经，其左半身即偏枯。此时若投以拙拟建瓴汤，一二剂后头疼眩晕即愈。继续服之，更加以化瘀活络之品，肢体亦可渐愈。若不知如此治法，惟确信王勋臣补阳还五之说，于方中重用黄芪，其上升之血益多，脑中血管必将至破裂不止也，可不慎哉！如以愚言为不然，而前车之鉴固有医案可征也。(《医学衷中参西录·论治偏枯者不可轻用王勋臣补阳还五汤》)

降冲方

[组成] 生山药八钱　生牡蛎八钱　生赭石末四钱　生芡实四钱　清半夏中有矾须用温水淘净晒干，足四钱　柏子仁炒捣不去油，四钱　寸麦冬三钱

[用法] 上药七味，磨取铁锈浓水煎药。

[方论] 观此症，陡有气自脐上冲至胸腔，集于左乳下跳动不休。夫有气陡起于脐上冲者，此奇经八脉中冲脉发出之气也。冲脉之原，上隶于胃，而胃之大络虚里，贯膈络肺出于左乳下为动脉。然无病者其动也微，故不觉其动也。乃因此冲气上冲犯胃，且循虚里之大络贯膈络肺，复出于左乳下与动脉相并，以致动脉因之大动，人即自觉其动而不安矣。当用降冲、敛冲、镇冲、补冲之药以治病源，则左乳下之动脉，自不觉其动矣。

又论：用净黑铅半斤，用铁勺屡次熔化之，取其屡次熔化所余之铅灰若干，研细过罗。再将熔化所余之铅秤之，若余有四两，复用铁勺熔化之。化后，用硫黄细末两半，撒入勺中，急以铁铲炒拌之，铅经硫黄灼炼，皆成红色，因炒拌结成砂子。晾冷、轧细，过罗，中有轧之成饼者，系未化透之铅，务皆去净。二药各用一两，和以炒熟麦面为丸（不宜多掺，以仅可作成丸为度），如桐子大。每服六七丸或至十余丸（以

服后觉药力下行，不至下坠为度），用生山药末五六钱，煮作稀粥送下，一日再服。以上二方单用、同用皆可。(《医学衷中参西录·诊余随笔·答章韶君问腹内动气证治法》)

来复汤

[组成] 萸肉去净核，二两　生龙骨捣细，一两　生牡蛎捣细，一两　生杭芍六钱　野台参四钱　甘草蜜炙，二钱

[主治] 寒温外感诸证，大病瘥后不能自复，寒热往来，虚汗淋漓；或但热不寒，汗出而热解，须臾又热又汗，目睛上窜，势危欲脱；或喘逆，或怔忡，或气虚不足以息，诸证若见一端，即宜急服。(《医学衷中参西录·治阴虚劳热方·来复汤》)

理血汤

[组成] 生山药一两　生龙骨捣细，六钱　生牡蛎捣细，六钱　海螵蛸捣细，四钱　茜草二钱　生杭芍三钱　白头翁三钱　真阿胶不用炒，三钱

[主治] 血淋及溺血，大便下血，证之由于热者。

[加减] 溺血者，加龙胆草三钱。大便下血者，去阿胶，加龙眼肉五钱。

[方论] 血淋之证，大抵出之精道也。其人或纵欲太过而失于调摄，则肾脏因虚生热。或欲盛强制而妄言采补，则相火动无所泄，亦能生热。以致血室（男女皆有，男以化精，女以系胞）中血热妄动，与败精混合化为腐浊之物，或红、或白，成丝、成块，溺时杜塞牵引作疼。故用山药、阿胶以补肾脏之虚，白头翁以清肾脏之热，茜草、螵蛸以化其凝滞而兼能固其滑脱，龙骨、牡蛎以固其滑脱而兼能化其凝滞（四药详解在第八卷清带汤下），芍药以利小便而兼能滋阴清热，所以投之无不效也。此证，间有因劳思过度而心热下降，忿怒过甚而肝火下移以成者，其血必不成块，惟溺时牵引作疼。此或出之溺道，不必出自精道

也。投以此汤亦效。(《医学衷中参西录·治淋浊方·理血汤》)

理郁升陷汤

[组成] 生黄芪六钱　知母三钱　当归身三钱　桂枝尖钱半　柴胡钱半
乳香不去油，三钱　没药不去油，三钱

[主治] 胸中大气下陷，又兼气分郁结，经络湮淤者。

[用法] 胁下撑胀，或兼疼者，加龙骨、牡蛎（皆不用煅）各五
钱，少腹下坠者，加升麻一钱。(《医学衷中参西录·治大气下陷方·理郁升
陷汤》)

龙蚝理痰汤

[组成] 清半夏四钱　生龙骨捣细，六钱　生牡蛎捣细，六钱　生赭石轧细，
三钱　朴硝二钱　黑芝麻炒捣，三钱　柏子仁炒捣，三钱　生杭芍三钱　陈皮二钱
茯苓二钱

[主治] 因思虑生痰，因痰生热，神志不宁。

[方论] 此方，即理痰汤，以龙骨、牡蛎代芡实，又加赭石、朴硝
也。其所以如此加减者，因此方所主之痰，乃虚而兼实之痰。实痰宜
开，礞石滚痰丸之用硝、黄者是也；虚痰宜补，肾虚泛作痰，当用肾
气丸以逐之者是也；至虚而兼实之痰，则必一药之中，能开痰亦能补
虚，其药乃为对证，若此方之龙骨、牡蛎是也。盖人之心肾，原相助为
理。肾虚则水精不能上输以镇心，而心易生热，是由肾而病及心也；心
因思虑过度生热，必暗吸肾之真阴以自救，则肾易亏耗，是由心而病及
肾也。于是心肾交病，思虑愈多，热炽液凝，痰涎壅滞矣。惟龙骨、牡
蛎能宁心固肾，安神清热，而二药并用，陈修园又称为治痰之神品，诚
为见道之言。故方中用之以代芡实。而犹恐痰涎过盛，消之不能尽消，
故又加赭石、朴硝以引之下行也。(《医学衷中参西录·治痰饮方·龙蚝理
痰汤》)

清带汤

[组成] 生山药一两　生龙骨捣细，六钱　生牡蛎捣细，六钱　海螵蛸去净甲捣，四钱　茜草三钱

[主治] 妇女赤白带下。

[加减] 单赤带，加白芍、苦参各二钱；单白带，加鹿角霜、白术各三钱。

[方论] 鹿角霜系鹿角沉埋地中，日久欲腐，掘地而得者。其性微温，为补督任冲三脉之要药。盖鹿角甚硬，埋久欲腐，服之转与肠胃相宜，而易得其气化也。药房鬻者，多系用鹿角煅透为霜，其性燥，不如出土者。至谓系熬鹿角胶所余之渣者，则非是。

带下为冲任之证。而名谓带者，盖以奇经带脉，原主约束诸脉，冲任有滑脱之疾，责在带脉不能约束，故名为带也。然其病非仅滑脱也，也若滞下。然滑脱之中，实兼有瘀滞。其所瘀滞者，不外气血，而实有因寒、因热之不同。此方用龙骨、牡蛎以固脱，用茜草、海螵蛸以化滞，更用生山药以滋真阴固元气。至临证时，遇有因寒者，加温热之药，因热者，加寒凉之药，此方中意也。而愚拟此方，则又别有会心也。尝考《神农本草经》龙骨善开癥瘕，牡蛎善消鼠瘘，是二药为收涩之品，而兼具开通之力也。又考轩岐《内经》四乌贼鱼骨一茹芦丸，以雀卵鲍鱼汤送下，治伤肝之病，时时前后血。乌贼鱼骨即海螵蛸，茹芦即茜草，是二药为开通之品，而实具收涩之力也。四药汇集成方，其能开通者，兼能收涩，能收涩者，兼能开通，相助为理，相得益彰。此中消息之妙，有非言语所能罄者。(《医学衷中参西录·治女科方·清带汤》)

清带丸

[组成] 用龙骨、牡蛎皆煅透。

[用法] 等份为细末，和以西药骨湃波拔尔撒漠（亦名哥拜巴脂）

为丸，黄豆较大，每服十丸，日两次。（《医学衷中参西录·论带证治法》）

清肾汤

[组成] 知母四钱　黄柏四钱　生龙骨捣细，四钱　生牡蛎炒捣，三钱　海螵蛸捣细，三钱　茜草二钱　生杭芍四钱　生山药四钱　泽泻一钱半

[主治] 小便频数疼涩，遗精白浊，脉洪滑有力，确系实热者。

[方论] 或问：龙骨、牡蛎收涩之品也。子治血淋，所拟理血汤中用之，前方治小便频数或兼淋涩用之，此方治小便频数疼涩亦用之，独不虑其收涩之性有碍于疼涩乎？答曰：龙骨、牡蛎敛正气而不敛邪气，凡心气耗散、肺气息贲、肝气浮越、肾气滑脱，用之皆有捷效。即证兼瘀、兼疼或兼外感，放胆用之，毫无妨碍。拙拟补络补管汤（在第二卷）、理郁升陷汤（在第四卷）、从龙汤（在第五卷）、清带汤（在第七卷），诸方中论之甚详，皆可参观。（《医学衷中参西录·治淋浊方·清肾汤》）

十全育真汤

[组成] 野台参四钱　生黄芪四钱　生山药四钱　知母四钱　玄参四钱　生龙骨捣细，四钱　生牡蛎捣细，四钱　丹参二钱　三棱钱半　莪术钱半

[主治] 虚劳，脉弦、数、细、微，肌肤甲错，形体羸瘦，饮食不壮筋力，或自汗，或咳逆，或喘促，或寒热不时，或多梦纷纭，精气不固。

[加减] 气分虚甚者，去三棱、莪术，加生鸡内金三钱；喘者，倍山药，加牛蒡子三钱；汗多者，以白术易黄芪，倍龙骨、牡蛎，加山萸肉、生白芍各六钱。若其汗过多，服药仍不止者，可但用龙骨、牡蛎、萸肉各一两煎服，不过两剂其汗即止。汗止后再服原方。若先冷后热而汗出者，其脉或更兼微弱不起，多系胸中大气下陷，细阅拙拟升陷汤后跋语，自知治法。

[方论] 仲景治痨瘵，有大黄䗪虫丸，有百劳丸，皆多用破血之药。

诚以人身经络，皆有血融贯其间，内通脏腑，外溉周身，血一停滞，气化即不能健运，痨瘵恒因之而成。是故痨瘵者肌肤甲错，血不华色，即日食珍馐服参苓，而分毫不能长肌肉、壮筋力。或转消瘦支离，日甚一日，诚以血瘀经络阻塞其气化也。玉田王清任著《医林改错》一书，立活血逐瘀诸汤，按上中下部位，分消瘀血，统治百病，谓瘀血去而诸病自愈。其立言不无偏处，然其大旨则确有主见，是以用其方者，亦多效验。今愚因治痨瘵，故拟十全育真汤，于补药剂中，加三棱，莪术以通活气血，窃师仲景之大黄䗪虫丸、百劳丸之意也。且仲景于《金匮》列虚劳一门，特以血痹虚劳四字标为提纲。益知虚劳者必血痹，而血痹之甚，又未有不虚劳者。并知治虚劳必先治血痹，治血痹亦即所以治虚劳也。

或问：治痨瘵兼用破血之药，诚为确当之论，但破血用三棱、莪术，将毋其力过猛乎？答曰：仲景之大黄䗪虫丸，与百劳丸所用破血之药，若大黄、干漆、水蛭，皆猛于三棱、莪术，而方中不用三棱、莪术者、诚以三棱、莪术《本经》不载。至梁陶弘景著《名医别录》于《本经》外增药品三百六十五味，皆南北朝以前，名医所用之药，亦未载三棱、莪术。是当仲景时犹无三棱、莪术，即有之，亦未经试验可知。而愚于破血药中，独喜用三棱、莪术者，诚以其既善破血，尤善调气。补药剂中以为佐使，将资生纳谷为宝。无论何病，凡服药后饮食渐增者易治，饮食渐减者难治。三棱、莪术与参、术、诸药并用，大能开胃进食，又愚所屡试屡效者也。

若拙拟十全育真汤，实兼治虚劳门诸证。如方中用黄以补气，而即用人参以培元气之根本。用知母以滋阴，而即用山药、元参以壮真阴之渊源。用三棱、莪术以消瘀血，而即用丹参以化瘀血之渣滓。至龙骨、牡蛎，若取其收涩之性，能助黄芪以固元气；若取其凉润之性，能助知母以滋真阴；若取其开通之性（《神农本草经》龙骨主癥瘕，后世本草亦谓牡蛎消血），又能助三棱、莪术以消融瘀滞也。至于疗肺虚之咳逆、肾虚之喘促，山药最良。治多梦之纷纭，虚汗之淋漓，龙骨、牡蛎尤胜。此方中意也，以寻常药饵十味，汇集成方，而能补助人身之真阴阳、真气血、真精神，故曰十全育真也。

痨瘵者多兼瘀血，其证原有两种：有因痨瘵而瘀血者，其人或调养失宜，或纵欲过度，气血亏损，流通于周身者必然迟缓，血即因之而瘀，其瘀多在经络；有因瘀血而成痨瘵者，其人或有跌伤碰伤，或力小任重，或素有吐衄证，服药失宜，以致先有瘀血，日久浸成痨瘵，其瘀血多在脏腑。此二者服十全育真汤皆可愈。而瘀血在脏腑者，尤须多用破血之药。又瘀在经络者，亦可用前方资生汤（生山药一两、玄参五钱、於术三钱、生鸡内金二钱、牛蒡子三钱。主治痨瘵羸弱已甚，饮食减少，喘促咳嗽，身热脉虚数者，闭经。编者注），加当归、丹参。瘀在脏腑之剧者，又宜用拙拟理冲汤，或理冲丸。此数方可参变汇通，随时制宜也。

世俗医者，遇脉数之证，大抵责之阴虚血涸。不知元气虚极莫支者，其脉可至极数。设有人或力作，或奔驰，至气力不能支持之时，其脉必数。乃以力倦之不能支持，以仿气虚之不能支持，其事不同而其理同也。愚临证细心体验，凡治虚劳之证，固不敢纯用补药，然理气药多于补气药，则脉即加数，补气药多于理气药，则脉即渐缓。是知脉之数与不数，固视乎血分之盈亏，实尤兼视乎气分之强弱。故此十全育真汤中，台参、黄芪各四钱，而三棱、莪术各钱半，补气之药原数倍于理气之药。若遇气分虚甚者，犹必以鸡内金易三棱、莪术也。

性味之补、破、寒、热，虽有一定，亦视乎服药者之资禀为转移。尝权衡黄芪之补力，与三棱、莪术之破力，等份用之原无轩轾。尝用三棱、莪术各三钱，治脏腑间一切癥瘕积聚，恐其伤气，而以黄芪六钱佐之，服至数十剂，病去而气分不伤，且有愈服而愈觉强壮者。若遇气分甚虚者，才服数剂，即觉气难支持，必须加黄芪，或减三棱、莪术，方可久服。盖虚极之人，补药难为攻，而破药易见过也。若其人气壮而更兼郁者，又必须多用三棱、莪术，或少用黄芪，而后服之不至满闷。又尝权衡黄之热力，与知母之寒力，亦无轩轾，等份用之可久服无寒热也（此论汤剂作丸剂则知母寒力胜于黄芪热力）。而素畏热者，服之必至增热，素畏寒者，服之又转增寒，其寒热之力无定，亦犹补破之力无定也。故临证调方者，务须细心斟酌，随时体验，息息与病机相符，而后百用不至一失也。古人云："良工心苦，志在活人"者，尚无愧斯言也。（《医学衷中参西录·治阴虚劳热方·十全育真汤》）

舒和汤

［组成］桂枝尖四钱　生黄芪三钱　续断三钱　桑寄生三钱　知母三钱

［主治］小便遗精白浊，因受风寒者，其脉弦而长，左脉尤甚。

［加减］服此汤数剂后病未痊愈者，去桂枝，加龙骨、牡蛎（皆不用煅）各六钱。（《医学衷中参西录·治淋浊方·舒和汤》）

薯蓣纳气汤

［组成］生山药一两　大熟地五钱　萸肉去净核，五钱　柿霜饼冲服，四钱　生杭芍四钱　牛蒡子炒捣，二钱　苏子炒捣，二钱　甘草蜜炙，二钱　生龙骨捣细，五钱

［主治］阴虚不纳气作喘逆。（《医学衷中参西录·治喘息方·薯蓣纳气汤》）

调气养神汤

［组成］龙眼肉八钱　柏子仁五钱　生龙骨捣碎，五钱　生牡蛎捣碎，五钱　远志不炙，二钱　生地黄六钱　天门冬四钱　甘松二钱　生麦芽三钱　菖蒲二钱　甘草钱半　镜面朱砂研细用头次煎药汤两次送服，三分

［主治］其人思虑过度，伤其神明。或更因思虑过度，暗生内热，其心脏之血消耗日甚，以致心火肝气上冲头部，扰乱神经，致神经失其

所司，知觉错乱，以是为非，以非为是，而不至于疯狂过甚者。

［**用法**］磨取铁锈浓水煎药。

［**方论**］此乃养神明、滋心血、理肝气、清虚热之方也。龙眼肉色赤入心，且多津液，最能滋补血分，兼能保和心气之耗散，故以之为主药；柏树杪向西北，禀金水之精气，其实采于仲冬，饱受霜露，且多含油质，故善养肝，兼能镇肝（水能养木，金能镇木）。又与龙骨、牡蛎之善于敛戢肝火、肝气者同用，则肝火、肝气自不挟心火上升，以扰乱神经也；用生地黄者，取其能泻上焦之虚热，更能助龙眼肉生血也；用天门冬者，取其凉润之性，能清心宁神，即以开燥痰也；用远志、菖蒲者，取其能开心窍、利痰涎，且能通神明也；用朱砂、铁锈水者，以其皆能镇安神经，又能定心平肝也；用生麦芽者，诚以肝为将军之官，中寄相火，若但知敛之、镇之，或激动其反应之力，故又加生麦芽，以将顺其性。盖麦芽炒用能消食，生用则善舒肝气也。至于甘松，即西药中之缬草，其性在中医用之以清热、开瘀、逐痹；在西医则推为安养神经之妙药，而兼能治霍乱转筋。盖神经不失其所司，则筋可不转，此亦足见安养神经之效也。此取西说，以补中说所未备也。惟甘松在中药中医者罕用。若恐其陈蠹乏力，可向西药房中买缬草用之。（《医学衷中参西录·治癫狂方·调气养神汤》）

息风汤

［**组成**］人参五钱　赭石煅研，五钱　大熟地一两　山萸肉去净核，六钱
生杭芍四钱　乌附子一钱　龙骨不用煅，五钱捣　牡蛎不用煅，五钱捣

［**方论**］类中风之证，其剧者忽然昏倒，不省人事，所谓尸厥之证也。秦越人论虢太子尸厥谓，上有绝阳之络，下有破阴之纽。妙故其言也。盖人之一身，阴阳原相维系。阳性上浮而阴气自下吸之，阴性下降而阳气自上提之，阴阳互根，浑沦环抱，寿命可百年无恙也。有时保养失宜，下焦阴分亏损，不能维系上焦阳分，则阳气脱而上奔，又兼肾水

不能濡润肝木，则肝风煽动，痰涎上壅，而猝然昏倒，僵直如尸矣。故用赭石佐人参，以挽回其绝阳之络，更有龙骨、牡蛎以收敛之，则阳能下济。用萸肉佐熟地以填补其破阴之纽，更有附子以温煦之，则阴可上达。用芍药者，取其与附子同用，能收敛浮越之元气归藏于阴也。且此证肝风因虚而动，愈迫阳气上浮。然此乃内生之风，非外来之风也。故宜用濡润收敛之品以息之。芍药与龙骨、牡蛎、萸肉又为宁息内风之妙品也。若其肝风虽动，而阴阳不至离绝，其人或怔忡不宁，或目眩头晕，或四肢间有麻木之时，可单将方中龙骨、牡蛎、萸肉各七八钱，更加柏子仁一两以滋润肝木，其风自息。盖肝为将军之官，内寄龙雷之火，最难驯服，惟养之镇之，恩威并用，而后骄将不难统驭也。

或问：中风之证，河间主火，东垣主气，丹溪主湿，所论虽非真中风，亦系类中风，陈修园概目为小家技者何也？答曰：以三子意中几无所谓真中风，直欲执其方以概治中风之证也。如河间地黄饮子治少阴气厥不至，舌喑不能言，足废不能行，果其病固不差，其方用之多效。倘其证兼外感，服之转能固闭风邪，不得外出，遗误非浅。若《金匮》侯氏黑散，风引汤诸方，既治外感又治内伤，而其所用之药，不但并行不悖，且能相助为理，超超玄著，神妙无穷，以视三子之方，宁非狭小。夫经方既如此超妙，而愚复有息风汤与前搜风汤之拟者，非与前哲争胜也。盖为仓猝救急之计，与侯氏黑散诸方用意不同也。

按：类中风之证不必皆因虚。王孟英曰：若其平素禀阳盛，过啖肥甘，积热酿毒，壅塞隧络，多患类中风。宜化痰清热，流利机关。自始至终，忌投补滞。徐氏《洄溪医案》中所治中风案最精当。(《医学衷中参西录·治内外中风方·息风汤》)

消带汤

[**组成**]系生山药一两　生龙骨、生牡蛎各六钱　海螵蛸去甲，四钱　茜草二钱

［**加减**］证偏热者，加生杭芍、生地黄；热甚者，加苦参、黄柏，或兼用防腐之药，若金银花、旱三七、鸦胆子仁皆可酌用。证偏凉者，加白术、鹿角胶；凉甚者加干姜、桂、附、小茴香。(《医学衷中参西录·论带证治法》)

消瘰丸

［**组成**］牡蛎煅,十两　　生黄芪四两　　三棱二两　　莪术二两　　朱血竭一两
生明乳香一两　　生明没药一两　　龙胆草二两　　玄参三两　　浙贝母二两

［**主治**］瘰疬。

［**用法**］上药十味，共为细末，蜜丸，桐子大。每服三钱，用海带五钱，洗净切丝，煎汤送下，日再服。

［**方论**］瘰疬之证，多在少年妇女，日久不愈，可令信水不调，甚或有因之成痨瘵者。其证系肝胆之火上升，与痰涎凝结而成。初起多在少阳部位，或项侧，或缺盆，久则渐入阳明部位。一颗垒然高起者为瘰，数颗历历不断者为疬。身体强壮者甚易调治。此方重用牡蛎、海带，以消痰软坚，为治瘰疬之主药，恐脾胃弱者，久服有碍，故用黄芪、三棱、莪术以开胃健脾（三药并用能开胃健脾，第一卷十全育真汤下曾详之言），使脾胃强壮，自能运化药力，以达病所。且此证之根在于肝胆，而三棱、莪术善理肝胆之郁。此证之成，坚如铁石，三棱、莪术善开至坚之结。又佐以血竭、乳香、没药，以通气活血，使气血毫无滞碍，瘰疬自易消散也。而犹恐少阳之火炽盛，加胆草直入肝胆以泻之，玄参、贝母清肃肺金以镇之。且贝母之性，善于疗郁结利痰涎，兼主恶疮；玄参之性，《名医别录》谓其散颈下核，《开宝本草》谓其主鼠瘘，二药皆善消瘰疬可知。

族侄女患此证，治数年不愈。为制此方，服尽一料而愈。

按：方书谓牡蛎左顾者佳，然左顾右顾辨之颇难。此物乃海中水气结成，亿万相连，或覆或仰，积聚如山，古人谓之蚝山。覆而生者其背

凸，仍覆置之，视其头向左回者为左顾。仰而生者其背凹，仍仰置之，其头亦向左回者为右顾。若不先辨其覆与仰，何以辨其左右顾乎。然瘰疬在左边左顾者佳，若瘰疬在右边，用左顾者未必胜于右顾者也。

血竭，色赤味辣。色赤故入血分，味辣故入气分，其通气活血之效，实较乳香、没药为尤捷。诸家本草，未尝言其辣，且有言其但入血分者，皆未细心实验也。然此药伪者甚多，必未研时微带紫黑，若血干之色。研之红如鸡血，且以置热水中则溶化，须臾复凝结水底成块者，乃为真血竭。(《医学衷中参西录·治疮科方·消瘰丸》)

消鼠疫结核方

[**组成**] 用川大黄五钱　甘草五钱　生牡蛎捣碎，六钱　瓜蒌仁捣碎，四十粒　连翘三钱

[**用法**] 煎汤服之，其核必消。

[**方论**] 栾州友人朱钵文告愚曰："余有善消鼠疫结核之方。"

按：此方大黄五钱似近猛烈，而与甘草等份并用，其猛烈之性已化为缓和矣，所以能稳善建功也(《医学衷中参西录·论霍乱治法》，方名为编者所加，编者注)。

醒脾升陷汤

[**组成**] 生箭芪四钱　白术四钱　桑寄生三钱　川续断三钱　萸肉去净核，四钱　龙骨煅捣，四钱　牡蛎煅捣，四钱　川萆薢二钱　甘草蜜炙，二钱

[**主治**] 脾气虚极下陷，小便不禁。

[**方论**]《内经》曰："饮入于胃，游溢精气，上输于脾，脾气散精，上归于肺，通调水道，下输膀胱。"是脾也者，原位居中焦，为水饮上达下输之枢机，枢机不旺，则不待上达而即下输，此小便之所以不禁也。然水饮降下之路不一，《内经》又谓"肝热病者，小便先黄"，又谓"肝壅两肱（胁也）满，卧则惊悸，不得小便。"且芍药为理肝之主药，

而善利小便。由斯观之，是水饮又由胃入肝，而下达膀胱也。至胃中所余水饮，传至小肠渗出，此又人所共知。故方中用黄芪、白术、甘草以升补脾气，即用黄芪同寄生、续断以升补肝气，更用龙骨、牡蛎、萸肉、萆薢以固涩小肠也。又人之胸中大气旺，自能吸摄全身气化不使下陷，黄芪与寄生并用，又为填补大气之要药也。（《医学衷中参西录·治大气下陷方·醒脾升陷汤》）

镇冲降胃汤

[组成] 生赭石轧细，一两　生怀山药一两　生龙骨捣细，八钱　生牡蛎捣细，八钱　生杭芍三钱　甘草二钱　广三七细末，分两次用头煎二煎之汤送服，二钱

[主治] 吐衄证，右脉弦长有力，时觉有气起在下焦，上冲胃腑，饮食停滞不下，或频作呃逆，此冲气上冲，以致胃不降而吐衄也。

[方论] 方中龙骨、牡蛎，不但取其能敛冲，且又能镇肝，因冲气上冲之由，恒与肝气有关系也。（《医学衷中参西录·论吐血衄血之原因及治法》）

镇肝息风汤

[组成] 怀牛膝一两　生赭石轧细，一两　生龙骨捣碎，五钱　生牡蛎捣碎，五钱　生龟甲捣碎，五钱　生杭芍五钱　玄参五钱　天冬五钱　川楝子捣碎，二钱　生麦芽二钱　茵陈二钱　甘草钱半

[主治] 内中风证（亦名类中风，即西人所谓脑充血证），其脉弦长有力（即西医所谓血压过高），或上盛下虚，头目时常眩晕，或脑中时常作疼发热，或目胀耳鸣，或心中烦热，或时常噫气，或肢体渐觉不利，或口眼渐形歪斜，或面色如醉，甚或眩晕，至于颠仆，昏不知人，移时始醒，或醒后不能撤消，精神短少，或肢体痿废，或成偏枯。

[加减] 心中热甚者，加生石膏一两。痰多者，加胆星二钱。尺脉重按虚者，加熟地黄八钱、净萸肉五钱。大便不实者，去龟甲、赭石，

加赤石脂（喻嘉言谓石脂可代赭石）一两。

[方论] 风名内中，言风自内生，非风自外来也。《内经》谓"诸风掉眩，皆属于肝"。盖肝为木脏，于卦为巽，巽原主风。且中寄相火，征之事实，木火炽盛，亦自有风。此因肝木失和风自肝起。又加以肺气不降，肾气不摄，冲气胃气又复上逆，于斯，脏腑之气化皆上升太过，而血之上注于脑者，亦因之太过，致充塞其血管而累及神经。其甚者，致令神经失其所司，至昏厥不省人事。西医名为脑充血证，诚由剖解实验而得也。是以方中重用牛膝以引血下行，此为治标之主药。而复深究病之本源，用龙骨、牡蛎、龟甲、芍药以镇息肝风，赭石以降胃降冲，玄参、天冬以清肺气，肺中清肃之气下行，自能镇制肝木。至其脉之两尺虚者，当系肾脏真阴虚损，不能与真阳相维系。其真阳脱而上奔，并挟气血以上冲脑部，故又加熟地、萸肉以补肾敛肾。从前所拟之方，原只此数味。后因用此方效者固多，间有初次将药服下转觉气血上攻而病加剧者，于斯加生麦芽、茵陈、川楝子即无斯弊。盖肝为将军之官，其性刚果，若但用药强制，或转激发其反动之力。茵陈为青蒿之嫩者，得初春少阳生发之气，与肝木同气相求，泻肝热兼舒肝郁，实能将顺肝木之性。麦芽为谷之萌芽，生用之亦善将顺肝木之性使不抑郁。川楝子善引肝气下达，又能折其反动之力。方中加此三味，而后用此方者，自无他虞也。心中热甚者，当有外感，伏气化热，故加石膏。有痰者，恐痰阻气化之升降，故加胆星也。（《医学衷中参西录·治内外中风方·镇肝息风汤》）

治疗方

[组成] 大黄、甘草各一两　生牡蛎六钱　瓜蒌仁捣碎，四十粒

[加减] 疗在上者川芎三钱作引，在两臂者桂枝尖三钱作引，在下者怀牛膝三钱作引。身壮实者，大黄可斟酌多用。

[用法] 煎服立愈。

[**方论**] 友人朱钵文传一治疗方。此亦重用大黄，是以奏效甚捷也（《医学衷中参西录·论治疗宜重用大黄》，方名为编者所加，编者注）。

治遗精方

[**组成**] 煅龙骨_{一两} 煅牡蛎_{一两} 净萸肉_{二两}

[**用法**] 共为细末，再加西药臭剥十四瓦，炼蜜为百丸。每临睡时服七丸，服至两月，病可永愈。

[**方论**] 梦遗之病，最能使人之肾经虚弱。此病若不革除，虽日服补肾药无益也。至若龙骨、牡蛎、萸肉、金樱诸固涩之品，虽服之亦恒有效，而究无确实把握。此乃脑筋轻动妄行之病，惟西药若臭剥、抱水诸品，虽为麻醉脑筋之药，而少用之实可以安靖脑筋。若再与龙骨、牡蛎诸药同用，则奏效不难矣。愚素有常用之方，爰录于下（《医学衷中参西录·论治梦遗法》，方名为编者所加，编者注）。

治阴虚阳浮方

[**组成**] 宜用生山药 熟地黄_{各一两} 玄参 生龙骨 生牡蛎 生龟甲 甘枸杞_{各五钱} 生杭芍_{三钱} 生鸡内金 甘草_{各钱半}

[**方论**] 有下焦真阴虚损，元阳无所系恋而浮越者。其脉象多弦数，或重按无力。其证时作灼热，或口苦舌干，或喘嗽连连。此所谓壮水之主，以制阳光也（《医学衷中参西录·论火不归原治法》，方名为编者所加，编者注）。

治元阳浮越方

[**组成**] 净萸肉 生山药_{各一两} 人参 玄参 代赭石 生龙骨 生牡蛎_{各五钱}

[**加减**] 心中发热者，酌加生地黄、天冬各数钱。

[**方论**] 有气海元气虚损，不能固摄下焦气化，致元阳因之浮越者。其脉尺弱寸强，浮大无根。其为病，或头目眩晕，或面红耳热，或心热怔忡，或气粗息贲。

补而敛之，镇而安之，元阳自归其宅也。方中用赭石者，因人参虽饶有温补之性，而力多上行，与赭石并用，则力专下注，且赭石重坠之性，又善佐龙骨、牡蛎以潜阳也（《医学衷中参西录·论火不归原治法》，方名为编者所加，编者注）。

资生通脉汤

[**组成**] 白术炒，三钱　生怀山药一两　生鸡内金黄色的，二钱　龙眼肉六钱　山萸肉去净核，四钱　枸杞果四钱　玄参三钱　生杭芍三钱　桃仁二钱　红花钱半　甘草二钱

[**主治**] 室女月闭血枯，饮食减少，灼热咳嗽。

[**加减**] 灼热不退者，加生地黄六钱或至一两。咳嗽者，加川贝母三钱，米壳二钱（嗽止去之）。泄泻者，去玄参，加熟地黄一两，云苓片二钱，或更酌将白术加重。服后泻仍不止者，可于服药之外，用生怀山药细末煮粥，搀入捻碎熟鸡子黄数枚，用作点心，日服两次，泻止后停服。大便干燥者，加当归、阿胶各数钱。小便不利者，加生车前子三钱（装袋），地肤子二钱或将芍药（善治阴虚小便不利）加重。肝气郁者，加生麦芽三钱，川芎、莪术各一钱。汗多者，将萸肉改用六钱，再加生龙骨、生牡蛎各六钱。（《医学衷中参西录·治女科方·资生通脉汤》）

滋阴固下汤

[**组成**] 生山药两半　怀熟地两半　野台参八钱　滑石五钱　生杭芍五钱　甘草二钱　酸石榴连皮捣烂，一个

[**主治**] 前证服药后，外感之火已消，而渴与泻仍未痊愈，或因服开破之药伤其气分，致滑泻不止；其人或兼喘逆，或兼咳嗽，或自汗，

或心中怔忡者，皆宜急服此汤。

［**加减**］汗多者，加山萸肉（去净核）六钱。

［**用法**］上药七味，用水五盅，先煎酸石榴十余沸，去滓再入诸药，煎汤两盅，分二次温饮下。若无酸石榴，可用牡蛎（煅研）一两代之。

［**方论**］按：寒温诸证，最忌误用破气之药。若心下或胸胁疼痛，加乳香、没药、楝子、丹参诸药，腹疼者加芍药，皆可止疼。若因表不解，束其郁热作疼者，解表清热，其疼自止。若误服槟榔、青皮、郁金、枳壳诸破气之品，损其胸中大气，则风寒乘虚内陷，变成结胸者多矣。即使传经已深，而肠胃未至大实，可降下者，则开破与寒凉并用，亦易使大便滑泻，致变证百出。愚屡见此等医者误人，心甚恻怛。故与服破气药而结胸者，制荡胸汤以救其误。服破气药而滑泻者，制此汤以救其误。究之，误之轻者可救，误之重者实难挽回于垂危之际也。志在活人者，可不知其所戒哉。（《医学衷中参西录·治温病方·滋阴固下汤》）

滋阴清降汤

［**组成**］生赭石轧细，八钱　生怀山药一两　生地黄八钱　生龙骨捣细，六钱　生牡蛎捣细，六钱　生杭芍四钱　甘草二钱　广三七细末，分两次用头煎二煎之汤送服，二钱

［**主治**］吐衄证，失血过多，阴分亏损，不能潜阳而作热，不能纳气而作喘，甚或冲气因虚上干，为呃逆、眩晕、咳嗽，心血因不能内荣，为怔忡、惊悸、不寐，脉象浮数重按无力者。

［**方论**］此方即三期吐衄门中清降汤，加龙骨、牡蛎、地黄、三七也。原方所主之病，原与此方无异，而加此数味治此病尤有把握。此因临证既多，屡次用之皆验，故于原方有所增加也。（《医学衷中参西录·论吐血衄血之原因及治法》）

第三章 医案

第一节 内科医案

伤 寒

○一叟年六旬。素亦羸弱多病，得伤寒证，绵延十余日。舌苔黄厚而干，心中热渴，时觉烦躁。其不烦躁之时，即昏昏似睡，呼之，眼微开，精神之衰惫可知。脉象细数，按之无力。投以凉润之剂，因其脉虚，又加野台参佐之。大便忽滑泻，日下数次。因思此证，略用清火之药，即滑泻者，必其下焦之气化不固。先用药固其下焦，再清其上焦、中焦未晚也。遂用熟地黄二两，酸石榴一个，连皮捣烂，同煎汤一大碗。分三次温饮下，大便遂固。间日投以此方（白虎加人参以山药代粳米汤：生石膏捣细三两、知母一两、人参六钱、生山药六钱、粉甘草三钱。上五味，用水五盅，煎取清汁三盅，先温服一盅，病愈者，停后服。若未痊愈者，过两点钟，再服一盅。主治寒温实热已入阳明之腑，燥渴嗜饮凉水，脉象细数者。编者注），将山药改用一两，以生地黄代知母，煎汤成，徐徐温饮下，一次只饮药一大口。阅八点钟，始尽剂，病愈强半。翌日又按原方，如法煎服，病又愈强半。第三日又按其方服之，尽剂而愈。

按：熟地黄原非治寒温之药，而病至极危时，不妨用之，以救一时之急。故仲景治脉结代，有炙甘草汤，亦用干地黄，结代亦险脉也。如无酸石榴时，可用龙骨（煅捣）、牡蛎（煅捣）各五钱、代之。

○ 又寒温证表里皆虚，汗出淋漓，阳明胃腑仍有实热者，用此汤时，宜加龙骨、牡蛎。

一童子年十六，于季冬得伤寒证。因医者用发表药太过，周身时时出汗，仍表里大热，心中怔忡，精神恍惚。脉象洪数，按之无力。遂用此汤（白虎加人参以山药代粳米汤：生石膏捣细三两、知母一两、人参六钱、生山药六钱、粉甘草三钱。上五味，用水五盅，煎取清汁三盅，先温服一盅，病愈者，停后服。若未痊愈者，过两点钟，再服一盅。主治寒温实热已入阳明之腑，燥渴嗜饮凉水，脉象细数者。编者注），加龙骨、牡蛎（皆不煅）各一两，煎汁一大碗，分数次温饮下，尽剂而愈。（《医学衷中参西录·治伤寒温病同用方·白虎加人参以山药代粳米汤》）

○ 友人毛仙阁之哲嗣印棠，年二十余。于孟冬得伤寒证，调治十余日，表里皆解。忽遍身发热，顿饭顷，汗出淋漓，热顿解，须臾又热又汗，若是两昼夜，势近垂危。仓猝迎愚诊治，及至见汗出，浑身如洗，目上窜不露黑睛，左脉微细模糊，按之即无，此肝胆虚极，而元气欲脱也。盖肝胆虚者，其病象为寒热往来，此证之忽热忽汗，亦即寒热往来之意。急用净萸肉二两煎服，热与汗均愈其半，遂为疏方用净萸肉二两，生龙骨、生牡蛎各一两，生杭芍六钱，野台参四钱，炙甘草二钱（此方载三期一卷，名来复汤），连服两剂病若失。（《医学衷中参西录·山萸肉解》）

○ 又喻嘉言曰：石开晓病伤风，咳嗽，未尝发热，自觉气迫欲死，呼吸不能相续。求余诊之，见其头面赤红，躁扰不歇，脉亦豁大而空。谓曰：此证颇奇，全是伤寒戴阳证。何以伤风小恙亦有之。急宜用人参、附子等药温补下元，收回阳气。不然子丑时，一身大汗，脱然而死矣。渠不以为然。及日落阳不用事，忙乱不能少支。忙服前药，服后稍宁片刻。又为床侧添同寝一人，逼出其汗。再用一剂，汗止身安，咳嗽俱不作。询其所由，云连服麻黄药四剂，遂如此躁急。然后知伤风亦有戴阳证，与伤寒无别。总因其人平素下虚，是以真阳易于上越耳。

按：此证由于连服麻黄四剂之后，而服药后，犹设法逼出其汗，岂服麻黄时未出汗乎。独不虑其元阳，因服药甫收敛，又因出汗而浮越乎。愚曾治有类此之证，其病因亦类此。愚重用山萸肉（去净核）二两，加人参、龙骨（不煅）各数钱而愈（本案为他人所治，编者注）。其案详拙拟来复汤后，可参视。（《医学衷中参西录·治伤寒温病同用方·仙露汤》）

温　病

○ 曾姓媪，年过六旬，春间患温病。医者见其年老体弱，于桂、麻、羌、独发表药中，杂以归、芍养血等药。服后神识渐昏，舌苔燥黑，身热而厥。其家人惶急，日更十余医，咸云莫救。延生往视时，气息奄奄，仅存一线，其脉细数欲绝，动而中止，心愔愔然大动，舌卷干黑，烦躁不宁，汗出如油。证本不救，踌躇再四，强为拟复脉法，以救其逆。方用生龟甲、生龙骨、生牡蛎、生地黄各一两，生杭芍六钱，生枣仁五钱，大麦冬、粉甘草各八钱，花旗人参四钱，浓煎汁一大盅，俾分两次服。初服一次，烦躁益甚，病家恐极。生晓之曰："此勿恐，药轻不胜病也，再服一次即安矣。"迟片时，将余一半服下，沉沉睡去，约三点钟始醒，醒后神识渐清。再诊其脉，犹无起色，俾将药渣煎服。明晨往诊，脉息稍和，仍有结象。据云昨夜思食，已进藕粉羹半盏。生俾其再服时，可改用山药粥。至所服之药仍用前方。一剂病势大减，三剂后已起床矣。继用益胃养阴之药，调理数日痊愈。生因熟读《衷中参西录》，见书中之方，龟甲、龙骨、牡蛎、芍药诸药皆生用，取其凉润滋阴，本性纯全，生效而用之，如此重病，竟能随手奏效，诚得力于师训者多也（本案为他人所治，编者注）。（《医学衷中参西录·周禹锡来函》）

○ 天津一区教堂后，张姓媪，年过五旬，先得温病，腹疼即又下痢。

［**病因**］因其夫与子相继病故，屡次伤心，蕴有内热，又当端阳节后，天气干热非常，遂得斯证。

［**证候**］腹中搅疼，号呼辗转不能安卧，周身温热，心中亦甚觉热，为其卧不安枕，手足扰动，脉难细诊，其大致总近热象，其舌色紫而干，舌根微有黄苔，大便两日未行。

［**诊断**］此乃因日日伤心，身体虚损，始则因痛悼而脏腑生热，继则因热久耗阴而更生虚热，继又因时令之燥热内侵与内蕴之热相并，激动肝火下迫腹中，是以作疼，火热炽盛，是以表里俱觉发热。此宜清其温热，平其肝火，理其腹疼，更宜防其腹疼成痢也。

［**处方**］先用生杭芍一两、甘草三钱、煎汤一大盅，分两次温服。每次送服卫生防疫宝丹（甘草十两、细辛一两半、白芷一两、薄荷冰四钱、冰片二钱、朱砂三两，共研细，先将前五味和匀，水丸如桐子大晾干，再用朱砂为衣，勿令余剩。装以布袋，杂以琉珠，来往撞荡，务令光滑坚实。如此日久，可不走气味。治霍乱证，宜服八十丸，开水送服。服后均宜温覆取微汗。主治霍乱吐泻转筋，下痢腹痛，及一切痧证。平素口含化服，能防一切疠疫传染。编者注）（方载三期霍乱门）四十粒，约点半钟服完两次，腹已不疼。又俾用连翘一两、甘草三钱、煎汤一大盅，分作三次温服。每次送服拙拟离中丹三钱（方即益元散以生石膏代滑石）嘱约两点钟温服一次。

复诊　翌日晚三点钟，复为诊视，闭目昏昏，呼之不应。其家人言，前日将药服完，里外之热皆觉轻减，午前精神颇清爽，午后又渐发潮热，病势一时重于一时。前半点钟呼之犹知答应，兹则大声呼之亦不应矣。又自黎明时下脓血，至午后已十余次，今则将近两点钟未见下矣。诊其脉左右皆似大而有力，重按不实，数近六至，知其身体本虚，又因屡次下痢，更兼外感实热之灼耗，是以精神昏愦，分毫不能支持也。拟放胆投以大剂白虎加人参汤，复即原方略为加减，俾与病机适宜。

［**处方**］生石膏三两捣细、野台参五钱、生杭芍一两、生怀地黄一

两、甘草三钱、生怀山药八钱；共煎汤三盅，分三次徐徐温服下。此方系以生地黄代原方中知母，生山药代原方中粳米，而又加芍药。以芍药与方中甘草并用，即《伤寒论》中芍药甘草汤，为仲圣复真阴之妙方。而用于此方之中，又善治后重腹疼，为治下痢之要药也。

复诊 将药三次服完后，时过夜半，其人豁然省悟，其家人言自诊脉疏方后，又下脓血数次，至将药服完，即不复下脓血矣。再诊其脉，大见和平，问其心中，仍微觉热，且觉心中怔忡不安。拟再治以凉润育阴之剂，以清余热，而更加保合气化之品，以治其心中怔忡。

[**处方**] 玄参一两、生杭芍六钱、净萸肉六钱、生龙骨六钱、捣碎、生牡蛎六钱、捣碎，沙参四钱、酸枣仁四钱、炒捣，甘草二钱；共煎汤两盅，分两次温服。每服一次，调入生鸡子黄一枚。

[**效果**] 将药连服三剂，余热全消，心中亦不复怔忡矣。遂停服汤药，俾用生怀山药细末一两弱，煮作茶汤少兑以鲜梨自然汁，当点心服之，以善其后。

[**说明**] 温而兼痢之证，愚治之多矣，未有若此证之剧者。盖此证腹疼至辗转号呼不能诊脉，不但因肝火下迫欲作痢也，实兼有外感毒疬之气以相助为虐。故用芍药以泻肝之热，甘草之缓肝之急，更用卫生防疫宝丹以驱逐外侵之邪气。迨腹疼已愈，又恐其温热增剧，故又俾用连翘、甘草煎汤，送服离中丹以清其温热，是以其证翌日头午颇见轻。若即其见轻时而早为之诊脉服药，原可免后此之昏沉，乃因翌日相延稍晚，竟使病势危至极点，后幸用药得宜，犹能挽回，然亦险矣。谚有"走马看伤寒"，言其病势更改之速也。至治温病亦何独不然哉。又此证过午所以如此加剧者，亦以其素本阴虚，又自黎明下痢脓血多次，则虚而益虚，再加以阴亏之虚热，与外感之实热相并，是以其精神即不能支持。所赖方中药味无多，而举凡虚热实热及下痢所生之热，兼顾无遗，且又煎一大剂分三次温饮下，使药力前后相继，此古人一煎三服之法。愚遵此法以挽回险证救人多矣。非然者则剂轻原不能挽回重病，若剂重

作一次服病患又将不堪。惟将药多煎少服，病愈不必尽剂，此以小心行其放胆，洵为挽回险病之要着也。(《医学衷中参西录·温病门·温热腹疼兼下痢》)

○外孙王竹孙，年五十，身体素羸弱，于仲夏得温病。心中热而烦躁，忽起忽卧，无一息之停。其脉大而且硬，微兼洪象。其舌苔薄而微黑，其黑处若斑点。知其内伤与外感并重也。其大便四日未行，腹中胀满，按之且有硬处。其家人言，腹中满硬系宿病，已逾半载，为有此病，所以身形益羸弱。因思宿病宜从缓治，当以清其温热为急务。为疏方用白虎加人参汤，方中石膏用生者两半，人参用野台参五钱，又以生山药八钱代方中粳米，煎汤两盅，分三次温饮下。一剂外感之热已退强半，烦躁略减，仍然起卧不安，而可睡片时。脉之洪象已无，而大硬如故。其大便尤未通下，腹中胀益甚。遂用生赭石细末、生怀山药各一两，野台参六钱，知母、玄参各五钱，生鸡内金钱半。煎汤服后，大便通下。迟两点钟，腹中作响，觉瘀积已开，连下三次，皆系陈积，其证陡变，脉之大与硬，较前几加两倍，周身脉管皆大动，几有破裂之势，其心中之烦躁，精神之骚扰，起卧之频频不安，实有不可言语形容者。其家人环视惧甚，愚毅然许为治愈。遂急开净萸肉、生龙骨各两半，熟地黄、生山药各一两，野台参、白术各六钱，炙甘草三钱。煎汤一大碗，分两次温饮下，其状况稍安，脉亦见敛。当日按方又进一剂，可以安卧。须臾，其脉渐若瘀积未下时，其腹亦见软，惟心中时或发热。继将原方去白术，加生地黄八钱。日服一剂。三剂后，脉象已近平和，而大便数日未行，且自觉陈积未净，遂将萸肉、龙骨各减五钱，加生赭石六钱，当归三钱。又下瘀积若干。其脉又见大，遂去赭石、当归，连服十余剂痊愈。(《医学衷中参西录·论革脉之形状及治法》)

○邑赵家庄赵绍文，患温病。医者投以桂枝汤，觉热渴气促。又与柴胡汤，热尤甚且增喘嗽，频吐痰涎，不得卧者六七日。医者谓病甚重，不能为矣。举家闻之，惶恐无措。伊弟绍义延为诊治。既至，见病人喘促肩息，头汗自出，表里皆热，舌苔深灰缩不能言。急诊其脉，浮数有力，重按甚空。因思此证阳明热极，阴分将竭，实为误服桂枝、柴胡之坏证。急投以白虎加人参以山药代粳米汤，更以玄参代知母。连服两剂，渴愈喘止，脉不浮数，仍然有力，舌伸能言，而痰嗽不甚见轻。继投以从龙汤（生龙骨一两、生牡蛎一两、生杭芍五钱、清半夏四钱、炒苏子四钱、炒牛蒡子三钱。主治外感痰喘，服小青龙汤，病未痊愈，或愈而复发者，继服此汤。编者注），去苏子，加人参四钱，天冬八钱。服七剂痊愈（本案为他人所治，编者注）。(《医学衷中参西录·董寿山来函》)

又按：用熟地治寒温，恒为医家所訾。然遇其人真阴太亏，不能支持外感之热者，于治寒温药中，放胆加熟地以滋真阴，恒能挽回人命于顷刻。

○一室女，资禀素羸弱，得温病五六日，痰喘甚剧。治以《金匮》小青龙汤加石膏，一剂喘顿止。时届晚八点钟，一夜安稳。至寅时喘复作，不若从前之剧，而精神恍惚，心中怔忡。再诊其脉，如水上浮麻不分至数，按之即无，此将脱之候也。取药不暇，幸有预购山药两许，急煎服之，病少愈。此际已疏方取药，方系熟地四两、生山药一两、野台参五钱。而近处药房无野台参，并他参亦罄尽。再至他处，又恐误事。遂单煎熟地、山药饮之，病愈强半。一日之内，按其方连进三剂，病遂痊愈。

按：此证原当用拙拟来复汤（山萸肉二两、生龙骨一两、生牡蛎一两、生白芍六钱、野台参四钱、炙甘草二钱；主治寒温外感诸证，大病瘥后不能自复，寒热往来，虚汗淋漓；或但热不寒，汗出而热解，须臾又热又汗，目睛上窜，势危欲脱；或喘逆，或怔忡，或气虚不足以息，诸证若见一端，即宜急服。编者注），其方重用山萸肉以收脱，而当时愚在少年，其方犹未拟出，亦不知重用萸肉，而自晨至暮，共服熟地十二两，竟能救此垂危之证，熟地之功用诚伟哉。又此证初次失处，在服小青龙汤后，未用补药。愚经此证后，凡遇当用小青龙汤而脉稍弱者，服后即以补药继之。或加人参于汤中，恐其性热，可将所加之石膏加重。

又按：《张氏八阵》、赵氏《医贯》、《冯氏锦囊》皆喜重用熟地，虽外感证，亦喜用之。其立言诚有偏处。然当日必用之屡次见效，而后笔之于书。（《医学衷中参西录·治伤寒温病同用方·白虎加人参以山药代粳米汤》）

○ 郑伯恕，奉天裕盛铭印书局经理，年五十二岁，于季春得温病，兼冲气自下上冲。

[病因] 其人素有痰饮，偶有拂意之事，肝火内动，其冲气即挟痰饮上涌，连连呕吐痰水。季春之时，因受感冒成温病。温热内传，触动冲气又复上冲。

[证候] 表里俱壮热，嗜饮凉水，痰涎上泛，屡屡咳吐，呃逆哕气，连连不除，两胁作胀。舌苔白厚，而中心微黄。大便三日未行。其脉左部弦硬而长，右部洪滑而长，皆重按有力。此温病之热，已入阳明之腑，又兼肝火挟冲气上冲也。是以其左脉弦硬为肝火炽盛，其弦硬而长即为冲脉上冲之现象也；其右脉洪滑，为温热已入阳明胃腑，其洪滑而长，亦冲气上冲之现象也。因冲脉虽居于上，而与阳明、厥阴皆有连带之关系也。欲治此证，当重用白虎汤以清阳明之热，而以泻肝降冲理痰之品辅之。

[处方] 生石膏三两捣细、生赭石一两轧细、生龙骨八钱捣碎、生牡蛎八钱捣碎、白知母八钱、生杭芍六钱、清半夏三钱、厚朴钱半、甘草二钱、粳米四钱；共煎汤三盅，分三次温饮下。

[效果] 将药分三次服完，热退气平，痰涎亦减十之七八，脉象亦近平和。其大便犹未通下，遂即原方将石膏、龙骨、牡蛎各减半，再煎服一剂，大便通下，病痊愈。方书用石膏未有与赭石并用者，即愚生平

用石膏亦未尝与赭石并用，恐其寒凉之性与赭石之重坠者并用，而直趋下焦也。然遇有当用之病则病当之，非人当之。有如此证，不重用石膏则阳明之大热不除，不重用赭石则上逆之冲气莫制，此所以并用之而无妨碍也。设若此证，但阳明热实而无冲气上逆，服此药后其大便当即通下，或更至于滑泻。而阳明胃腑之热转难尽消，为其兼有冲气上逆，故必俟服之第二剂大便始能通下，此正所谓病当之，非人当之之明征也。龙骨、牡蛎之性，皆善镇肝敛冲，以之治痰原非所长，而陈修园谓龙骨、牡蛎同用，能引逆上之火泛滥之水下归其宅，为治痰之神品。其所谓痰，皆逆上之火、泛滥之水所成，即此证之冲气上冲、痰饮上泛者是也。是以方中龙骨、牡蛎各重用八钱、辅翼赭石以成降逆消痰之功，而非可泛以之治痰也。至于二药必生用者，非但取其生则性凉能清热也，《伤寒论》太阳篇用龙骨、牡蛎者三方，皆表证未罢，后世解者谓，龙骨、牡蛎，敛正气而不敛邪气，是以仲师于表证未罢者亦用之。然三方中之龙骨、牡蛎下皆未注有煅字，其生用可知，虽其性敛正气不敛邪气，若煅之则其性过涩，亦必于外感有碍也。且煅之则其气轻浮，不能沉重下达，以镇肝敛冲更可知矣。(《医学衷中参西录·温病门·温病兼冲气上冲》)

咳　嗽

〇 又族嫂年三十五岁，初患风寒咳嗽，因懒于服药，不以为事。后渐至病重，始延医诊治。所服之药，皆温散燥烈之品，不知风寒久而化热，故越治越剧，几至不起。后生于腊底回里，族兄邀为诊视。脉象虚而无力，身瘦如柴、咳嗽微喘，饮食减少，大便泄泻，或兼白带，午后身热颧红，确系痨瘵已成。授以《衷中参西录》第一卷首方资生汤（生山药一两、玄参五钱、於术三钱、生鸡内金二钱、牛蒡子三钱。主治痨瘵羸弱已甚，饮食减少，喘促咳嗽，身热脉虚数者，亦治女子血枯不月。编者注），加炒薏仁、茯苓片、生龙骨、生牡蛎各三钱，茵陈、炙甘草各钱半。服二剂，身热颧红皆退，咳嗽泄泻亦见愈。后仍按此方加减，又服六剂，诸病皆痊。嘱其每日用生怀山药细末煮粥，调以白糖服之，以善其后。（《医学衷中参西录·相臣哲嗣毅武来函》）

喘 证

○ 曾有问治外感痰喘于愚者，语以当用小青龙汤及如何加减之法。切嘱其必多加生石膏然后有效。后其人因外感病发，自治不愈，势极危殆，仓惶迎愚。既至，知其自服小青龙汤两剂，每剂加生石膏三钱，服后其喘不止，转加烦躁，惴惴惟恐不愈，乃仍为开小青龙汤，去麻黄，加杏仁，又加生石膏一两。一剂喘止，烦躁亦愈十之八九。又用生龙骨、生牡蛎各一两，苏子、半夏、牛蒡子各三钱，生杭芍五钱（此方系后定之从龙汤），为其仍有烦躁之意又加生石膏一两。服后霍然痊愈。此证因不敢重用生石膏，几至病危不起。彼但知用小青龙汤以治外感痰喘，而不重用生石膏以清热者，尚其以兹为鉴哉。

○ 甫拟成（指从龙汤，编者注），适有愚外祖家近族舅母刘媪得外感痰喘证，迎为诊治，投以小青龙汤去麻黄、加杏仁，为脉象有热又加生石膏一两，其喘立愈。翌日喘又反复，而较前稍轻。又投以原方，其喘止后迟四五点钟，遂将从龙汤（生龙骨一两、生牡蛎一两、生杭芍五钱、清半夏四钱、炒苏子四钱、炒牛蒡子三钱。主治外感痰喘，服小青龙汤，病未痊愈，或愈而复发者，继服此汤。编者注）煎服一剂，其喘即不反复而脱然痊愈矣。

○ 门人高如璧曾治一外感痰喘，其喘剧脉虚，医皆诿为不治。如璧投以小青龙汤，去麻黄，加杏仁，又加生石膏一两，野台参五钱。一剂而喘定。恐其反复，又继投以从龙汤，亦加人参与生石膏，其病霍然顿愈（本案为他人所治，编者注）。（《医学衷中参西录·用小青龙汤治外感痰喘之经过及变通之法》）

○ 堂姊丈褚樾浓，体丰气虚，素多痰饮，薄受外感，即大喘不止，医治无效，旬日喘始愈，偶与愚言及，若甚恐惧。愚曰：此甚易治，顾用药何如耳。《金匮》小青龙加石膏汤，为治外感痰喘之神方，辅以拙拟从龙汤，则其功愈显，若后再喘时，先服小青龙汤加石膏，若一剂喘定，继服从龙汤一两剂，其喘必不反复。若一剂喘未定，小青龙加石膏汤可服至两三剂，若犹未痊愈，继服从龙汤一两剂必能痊愈。若服小青龙加石膏汤，喘止旋又反复，再服不效者，继服从龙汤一两剂必效。遂录两方赠之，樾浓甚欣喜，如获异珍。后用小青龙汤时，畏石膏不敢多加，虽效实无捷效，偶因外感较重喘剧，连服小青龙两剂，每剂加生石膏三钱、喘不止而转增烦躁。急迎为诊视，其脉浮沉皆有力，遂即原方加生石膏一两、煎汤服后其喘立止，烦躁亦愈，继又服从龙汤两剂以善其后。至所谓从龙汤者，系愚新拟之方，宜用于小青龙汤后者也。其方生龙骨、生牡蛎各一两捣碎，生杭芍五钱、清半夏、苏子各四钱，牛蒡子三钱，热者酌加生石膏数钱或至一两。

按：小青龙汤以驱邪为主，从龙汤以敛正为主。至敛正之药，惟重用龙骨、牡蛎，以其但敛正气而不敛邪气也（观《伤寒论》中仲景用龙骨、牡蛎之方可知）。又加半夏、牛蒡以利痰，苏子以降气，芍药清热兼利小便，以为余邪之出路，故先服小青龙汤病减去十之八九，即可急服从龙汤以收十全之功也。

龙骨、牡蛎，皆宜生用，而不可煅用者，诚以龙为天地间之元阳与元阴化合而成，迨至元阳飞去所余元阴之质，即为龙骨（说详第四期药物学讲义龙骨条下）。牡蛎乃大海中水气结成，万亿相连，聚为蚝山，为其单片无孕育，故名为牡，实与龙骨同禀至阴之性以翕收为用者也。若煅之则伤其所禀之阴气，虽其质因煅少增黏涩，而翕收之力全无，此所以龙骨、牡蛎宜生用而不可煅用也。若遇脉象虚者，用小青龙汤及从龙汤时，皆宜加参，又宜酌加天冬，以调解参性之热，然如此佐以人参、天冬，仍有不足恃之时。（《医学衷中参西录·太阳病小青龙汤证》）

〇 一妇人，年三十余，劳心之后兼以伤心，忽喘逆大作，迫促异常。其翁知医，以补敛元气之药治之，觉胸中窒碍不能容受。更他医以为外感，投以小剂青龙汤，喘益甚。延愚诊视，其脉浮而微数，按之即无，知为阴阳两虚之证。盖阳虚则元气不能自摄，阴虚而肝肾又不能纳气，故作喘也。为制此汤（参赭镇气汤：野台参四钱、生赭石六钱、生芡实五钱、生山药五钱、萸肉六钱、生龙骨六钱、生牡蛎六钱、生杭芍四钱、苏子二钱。主治阴阳两虚，喘逆迫促，有将脱之势，亦治肾虚不摄，冲气上干，致胃气不降作满闷。编者注），病人服药后，未及复杯曰：吾有命矣。询之，曰从前呼吸惟在喉间，几欲脱去，今则转落丹田矣。果一剂病愈强半，又服数剂痊愈。

按：生赭石压力最胜，能镇胃气、冲气上逆，开胸膈，坠痰涎、止呕吐、通燥结，用之得当，诚有捷效。虚者可与人参同用。（《医学衷中参西录·治喘息方·参赭镇气汤》）

〇 一人，年四十许。每岁吐血两三次，如此四年，似有一年甚于一年之势，其平素常常咳嗽，痰涎壅滞，动则作喘，且觉短气。其脉沉迟微弱，右部尤甚。知其病源系大气下陷，投以升陷汤（生箭芪六钱、知母三钱、柴胡一钱五分、桔梗一钱五分、升麻一钱。主治胸中大气下陷，气短不足以息，或努力呼吸，有似乎喘；或气息将停，危在顷刻。编者注），加龙骨、牡蛎（皆不用煅）、生地黄各六钱，又将方中知母改用五钱，连服三剂，诸病皆愈。遂减去升麻，又服数剂以善其后。

或问：吐血之证，多由于逆气上干而血随气升。此证既大气下陷，当有便血、溺血之证，何以竟吐血乎？答曰：此证因大气陷后，肺失其养，痨嗽不已，以致血因嗽甚而吐出也。究之胸中大气与上逆之气原迥异。夫大气为诸气之纲领，大气陷后，诸气无所统摄，或更易于上干。且更有逆气上干过甚，排挤胸中大气下陷者（案详第二卷参赭镇气汤下）。至便血、溺血之证，由于大气下陷者诚有之，在妇女更有因之血崩者（案详第八卷固冲汤下）。又转有因大气下陷而经血倒行，吐血、衄血者（案详第八卷加味麦门冬汤下）。是知大气既陷，诸经之气无所统摄，而或上或下错乱妄行，有不能一律论者。

或问：龙骨、牡蛎为收涩之品，大气陷者宜升提，不宜收涩。今方中重用二药，皆至六钱，独不虑其收涩之性，有碍大气之升乎？答曰：龙骨、牡蛎最能摄血之本源。此证若但知升其大气，恐血随升气之药复妄动，于升陷汤中加此二药，所以兼顾其血也。且大气下陷后，虑其耗散，有龙骨、牡蛎以收敛之，转能辅升陷汤之所不逮。况龙骨善化瘀血（《本经》主癥瘕），牡蛎善消坚结（观其治瘰病可知），二药并用，能使血之未离经者永安其宅，血之已离经者尽化其滞。加于升陷汤中，以治气陷兼吐血之证，非至稳善之妙药乎！

按：吐血证最忌升麻。此证兼吐血，服升陷汤时，未将升麻减去者，因所加之龙骨、牡蛎原可监制之，而服药之时，吐血之证犹未反复也。若恐升麻有碍血证时，亦可减去之，多加柴胡一钱。（《医学衷中参西录·治大气下陷方·升陷汤》）

○邑许孝子庄赵叟，年六十三岁，于仲冬得伤寒证，痰喘甚剧。其脉浮而弱，不任循按，问其平素，言有痨病，冬日恒发喘嗽。再三筹思，强治以小青龙汤去麻黄，加杏仁、生石膏，为其脉弱，俾预购补药数种备用。服药后喘稍愈，再诊其脉微弱益甚，遂急用净萸肉一两，生龙骨、生牡蛎各六钱，野台参四钱，生杭芍三钱为方，皆所素购也。煎汤甫成，此时病人呼吸俱微，自觉气息不续，急将药饮下，气息遂能接续。（《医学衷中参西录·山萸肉解》）

○友人毛仙阁次男媳，劳心之后，兼以伤心，忽喘逆大作，迫促异常。仙阁知医，自治以补敛元气之药，觉胸中窒碍不能容受，更他医以为外感，投以小青龙汤喘益甚。延愚诊视，其脉浮而微数，按之即无，知为阴阳两虚之证。盖阳虚则元气不能自摄，阴虚而肝肾又不能纳气，故其喘若是之剧也。遂用赭石、龙骨、牡蛎、萸肉各六钱，野台参、白芍各四钱，山药、芡实各五钱，苏子二钱，惟苏子炒熟，余皆生用（方载三期二卷，名参赭镇气汤），煎服后，未及覆杯，病人曰："吾有命矣。"询之，曰："从前呼吸惟在喉间，今则转落丹田矣"果一剂病愈强半，又服数剂痊愈。后用此方治内伤之喘，愈者不胜计。

○ 参、赭并用，不但能纳气归原也，设如逆气上干，填塞胸臆，或兼呕吐，其证之上盛下虚者，皆可参、赭并用以治之。（《医学衷中参西录·赭石解》）

又津埠三条石宋氏妇，年将四旬，身体羸弱，前二年即咳嗽吐痰，因不以为事未尝调治。今春证浸加剧，屡次服药无效。诊其脉，左部弦细，右部微弱，数近六至。咳嗽，吐痰白色，气腥臭，喘促自汗，午后发热，夜间尤甚，胸膈满闷，饮食减少，大便秘结，知其已成痨瘵而兼肺病也。从前所服药十余纸，但以止嗽药治其肺病，而不知子虚补母之义，所以无效。为疏方用《衷中参西录》首方资生汤（生山药一两、玄参五钱、於术三钱、生鸡内金二钱、牛蒡子三钱。主治痨瘵羸弱已甚，饮食减少，喘促咳嗽，身热脉虚数者，亦治女子血枯不月。编者注）加减：生山药八钱，玄参、大生地、净萸肉各六钱，生牡蛎、生杭芍、生赭石各四钱，於术、生鸡内金、甘草各二钱。煎服二剂，汗止喘轻，发热咳嗽稍愈，遂将前方去牡蛎，加蒌仁、地骨皮各三钱，山药改用一两，赭石改用六钱。连服十剂，诸病皆愈，为善后计，俾用《衷中参西录》泄泻门薯蓣粥方，用生山药细末八钱煮粥，调白糖服之，早晚各一次。后月余，与介绍人晤面，言此时宋氏妇饮食甚多，身体较前健壮多矣。然此病本不易治，故服他医之药数十剂，寸效不见。乃病者喘逆迫促，竟能重用赭石以镇安其气，何用药之奇而奏效之捷也。燕杰答曰："余得名师傅授耳。"介绍人似未遽信，因为详细述之，乃大叹服。（《医学衷中参西录·相臣哲嗣毅武来函》）

○ 又距均家五里之鱼鳞溪，有洪瑞璋者，年五十余，家素贫苦，曾吸鸦片，戒未多年，由咳而成喘疾，勉强操劳，每届冬令则加剧，然病发时亦往往不服药而自愈。兹次发喘，初由外感，兼发热头痛。医者投以二活、防、葛，大剂表散，遂汗出二日不止，喘逆上冲，不能平卧，胸痞腹胀，大便旬余未行，语不接气，时或瘈疭，种种见证，已濒极险。诊其脉，微细不起。形状颓败殊甚。详细勘视，诚将有阴阳脱离之虞。适日前阅赭石解，记其主治，揣之颇合。但恐其性太重镇而正气将随以下陷也，再四踌躇，因配以真潞党参、生怀山药、野茯神、净萸肉、广橘红、京半夏、龙骨、牡蛎、苏子、蒡子等，皆属按证而拟，竟与《衷中参西录》中之参赭镇气汤大致相同。一剂病愈大半，两剂即扶杖起行，三剂则康复如恒矣。前月遇之，自言冬不知寒，至春亦未反复，似有返老还童之嘉概，感颂均德不辍口。盖其有生以来，从未服过功力大著之药，今连投数重剂，复与病机吻合，宜乎效倍寻常，不亚琼浆玉液也。综此两证，皆濒极危地步，乃因先生之方法，遂得着手回生，忝获嘉誉，先生殊大有造于均，寸衷铭感，固当永矢弗谖矣。嗣此仰慕先生之情愈切，思见先生之书倍殷（本案为他人所治，编者注）。（《医学衷中参西录·章叔和来函》）

○ 又愚用小青龙汤，凡遇脉虚者，必预购补药，以备不时之需。曾治一叟，年六十三，于仲冬得伤寒证，痰喘甚剧，其脉浮而弱，不任循按。问其平素，言有劳病，冬日恒发喘嗽。愚再三踌躇，勉强治以小青龙汤，去麻黄加杏仁、生石膏。为其脉弱，俾预购补药数种备用，服药喘稍愈。再诊其脉微弱益甚，愚遂用龙骨、牡蛎（皆不用煅）、野台参、生杭芍、山萸肉（去净核）为方，皆所素购也。煎汤甫成，此时病人呼吸俱微，自觉气息不续，急将药饮下，气息遂可接续。愚将旋里，嘱再服药数剂，以善其后。隔三日复来迎愚，言病又反复。愚至，见其喘促异常，其脉尺部无根，寸部有热。急用酸石榴一个，连皮捣烂煮汤，调白砂糖多半两，服之喘愈大半。又用所服原方去萸肉，仍加酸石榴一个，与药同煎好，再兑生梨自然汁半茶盅，服之喘遂大愈。盖石榴与萸肉，同系酸敛之品，而一则性温，一则性凉，此时脉象有火，故以酸石榴易萸肉，而又加生梨汁之甘寒，所以服之能效也。(《医学衷中参西录·治伤寒方·小青龙汤解》)

○ 又长男荫潮治邻庄张马村曲姓叟，年六十余，外感痰喘，十余日不能卧。医者投以小青龙汤两剂，病益加剧（脉有热而不敢多加生石膏者其病必加剧）。荫潮视之，其脉搏一息六至，上焦烦躁，舌上白苔满布，每日大便两三次，然非滑泻。审证论脉，似难挽回，而荫潮仍投以小青龙汤，去麻黄，加杏仁，又加野台参三钱，生龙骨、生牡蛎各五钱，生石膏一两半。一剂病愈强半，又服一剂痊愈（本案为他人所治，编者注）。

按：前案但加补气之药于小青龙汤中，后案并加敛气之药于小青龙汤中，似近于少年卤莽，而皆能挽回至险之证，亦可为用小青龙汤者多一变通之法矣。特是古今之分量不同，欲将古之分量变为今之分量，诸家之说各异。今将古小青龙汤之分量列于前，今人常用小青龙汤之分量列于后，以便人之采取。(《医学衷中参西录·用小青龙汤治外感痰喘之经过及变通之法》)

心　悸

○ 邑进士张日睿之公子，年十八九，因伤寒服表药太过，汗出不止，心中怔忡，脉洪数不实，大便数日未行。为疏方，用净萸肉、生山药、生石膏各一两，知母、生龙骨、生牡蛎各六钱，甘草二钱，煎服两剂痊愈。(《医学衷中参西录·山萸肉解》)

胸　痹

○ 奉天开原友人田聘卿之夫人，年五十余，素有心疼证，屡服理气活血之药，未能除根。一日反复甚剧，服药数剂，病未轻减。聘卿见三期一卷既济汤后，载有张寿田所治心疼医案，心有会悟，遂用其方（大熟地一两、净萸肉一两、生山药六钱、生龙骨捣细六钱、生牡蛎捣细六钱、茯苓三钱、白芍三钱、附子一钱。主治大病后阴阳不相维系。编者注）加没药、五灵脂各数钱，连服数剂痊愈，至此二年，未尝反复。由是观之，萸肉诚得木气最浓，故味虽酸敛，而性仍条畅，凡肝气因虚不能条畅而作疼者，服之皆可奏效也。

按：山茱萸酸敛之性，以之止汗固脱，犹在人意中，以之治心腹肢体疼痛，诚出人意外。然山茱萸主寒湿痹，《本经》原有明文，凡心腹肢体有所疼痛，皆其气血之痹而不行也。遵《本经》之旨以制方，而果能投之即效，读本草者，曷弗注意于《本经》哉。（《医学衷中参西录·山萸肉解》）

○友人张寿田（沧州，其子侄从愚学医），曾治一少年，素患心疼，发时昼夜号呼。医者屡投以消通之药，致大便滑泻，虚气连连下泄，汗出如洗，目睛上泛，心神惊悸，周身瞤动，须人手按，而心疼如故。延医数人皆不敢疏方。寿田投以此汤（既济汤：熟地一两、萸肉一两、生山药六钱、生龙骨六钱、生牡蛎六钱、茯苓三钱、生杭芍三钱、附子一钱。主治大病后阴阳不相维系。编者注），将方中萸肉倍作二两，连服两剂，诸病皆愈，心疼竟从此除根（本案为他人所治，编者注）。

或问：既济汤原为救脱之药，方中何以不用人参？答曰：人参之性补而兼升，以治上脱，转有气高不返之虞。喻嘉言《寓意草》中论之甚详。惟与赭石同用，始能纳气归根。而证兼下脱者，赭石又不宜用，为不用赭石，所以不敢用人参。且阳之上脱也，皆因真阴虚损，不能潜藏元阳，阳气始无所系恋而上奔。故方中重用熟地、山药以峻补真阴，俾阴足自能潜阳。而佐以附子之辛热，原与元阳为同气，协同芍药之苦降（《本经》味苦），自能引浮越之元阳下归其宅。更有萸肉、龙骨、牡蛎以收敛之，俾其阴阳固结，不但元阳不复上脱，而真阴亦永不下脱矣。

或问：此方能治脱证宜矣，而并能治心疼者何也？答曰：凡人身内外有疼处，皆其气血痹而不通。《本经》谓"山茱萸主心下邪气、寒热、温中、逐寒湿痹"，是萸肉不但酸敛，而更善开通可知。李士材治肝虚作疼，萸肉与当归并用。愚治肝虚腿疼，曾重用萸肉随手奏效（详案在第四卷曲直汤下）。盖萸肉得木气最厚，酸敛之中大具条畅之性，故善于治脱，尤善于开痹也。大抵其证原属虚痹，气血因虚不能流通而作疼。医者不知，惟事开破，迨开至阴阳将脱，而其疼如故，医者亦束手矣。而投以此汤，惟将萸肉加倍，竟能于救脱之外，更将心疼除根。此非愚制方之妙，实寿田之因证施用，而善于加减也。（《医学衷中参西录·治阴虚劳热方·既济汤》）

不　寐

○一媪，年五十余，累月不能眠，屡次服药无效。诊其脉有滑象，且其身形甚丰腴，知其心下停痰也。为制此汤（安魂汤：龙眼肉六钱、炒酸枣仁四钱、生龙骨五钱、生牡蛎五钱、清半夏三钱、茯苓三钱、生赭石四钱。主治心中气血虚损，兼心下停有痰饮，致惊悸不眠。编者注），服两剂而愈。（《医学衷中参西录·治心病方·安魂汤》）

神　昏

○曾治一少年，素伤于烟色。夏月感冒时气，心中发热，因多食西瓜，遂下利清谷，上焦烦躁异常。急迎愚诊视，及至已昏不知人。其脉上盛下虚，摇摇无根，数至六至。为疏方用附子钱半，干姜二钱，炙甘草三钱，人参四钱，葱白五寸，生芍药五钱，又加龙骨、牡蛎（皆不用煅）、玄参各四钱。煎汤一大盅，顿饮之。须臾苏醒，下利与烦躁皆愈。时有医者二人在座，皆先愚至而未敢出方，见思治愈，问先生何处得此良方。答曰：此仲景方，愚不过加药三味耳，诸君岂未之见耶。遂为发明通脉四逆汤之精义，并谓其善治戴阳证。二医者皆欣然，以为闻所未闻云。(《医学衷中参西录·治伤寒温病同用方·仙露汤》)

○ 黄象三，天津北仓中学肄业生，年二十岁，得神经错乱病。

[病因] 在校中本属翘楚，而考时不列前茅，因此心中忿郁，久之遂致神经错乱。

[证候] 心中满闷发热，不思饮食，有时下焦有气上冲，并觉胃脘之气亦随之上冲，遂致精神昏瞀，言语支离，移时觉气消稍顺，或吐痰数口，精神遂复旧。其左脉弦而硬，右脉弦而长，两尺皆重按不实，一息五至。

[诊断] 此乃肝火屡动，牵引冲气、胃气相并上冲，更挟痰涎上冲，以滞塞于喉间，并冲激其脑部，是以其神经错乱而精神言语皆失其常也。其左脉弦硬者，肝血虚而火炽盛也。右脉弦长者，冲气挟胃气上冲之现象也。方书论脉有直上直下，冲脉昭昭之语，所谓直上直下者，即脉弦且长之形状也。其两尺不实者，下焦之气化不固也，因下焦有虚脱之象，是以冲气易挟胃气上冲也。此当治以降胃、敛冲、镇肝之剂，更兼用凉润滋阴之品，以养肝血，清肝热，庶能治愈。

[处方] 生赭石(轧细)一两、灵磁石(轧细)五钱、生怀山药八钱、生龙骨(捣碎)八钱、生杭芍六钱、玄参五钱、柏子仁五钱、云苓片三钱、清半夏三钱、石菖蒲三钱、生远志二钱、镜面砂(研细)三分。

药共十二味，将前十一味煎汤一大盅，送服朱砂细末。

复诊 将药连服四剂，满闷发热皆大见愈，能进饮食，有时气复上冲而不复上干神经至于错乱，左右之脉皆较前平和，而尺部仍然欠实，拟兼用培补下元之品以除病根。

[处方] 生赭石(轧细)一两、熟怀地黄八钱、生怀山药八钱、大甘枸杞六钱、净萸肉五钱、生杭芍四钱、玄参四钱、云苓片二钱。

共煎汤一大盅，温服。

[效果] 将药连服六剂，诸病皆愈，脉亦复常。

或问：地黄之性黏腻生痰，胃脘胀满，有痰者多不敢用，今重用之何以能诸病皆愈？答曰：用药如用兵，此医界之恒言也，如宋八字军最弱，刘锜将之即为劲卒，遂能大败金人奏顺昌之捷，以斯知兵无强弱，在用之者何如耳。至用药亦何独不然，忆曾治一李姓媪，胃口满闷有痰，其脉上盛下虚，投以肾气丸作汤服，为加生赭石八钱，服后觉药有推荡之力，须臾胸次豁然，肾气丸非重用地黄者乎？然如此用药非前无师承而能有然也。《金匮》云：短气有微饮，当从小便去之，苓桂术甘汤主之，肾气丸亦主之。夫饮即痰也，气短亦近于满闷，而仲师竟谓可治以肾气丸，愚为于《金匮》曾熟读深思，故临证偶有会心耳。(《医学衷中参西录·痫痉癫狂门·神经错乱》)

○邑郑仁村，年五十许。感冒风寒，痰喘甚剧，服表散、清火、理痰之药皆不效，留连二十余日，渐近垂危。其甥刘振绪，愚外祖家近族表弟也。年十四，从愚读书，甚慧。与言医学，颇能记忆。闻其舅病革，往省之，既至，则衣冠竟属纩矣。振绪用葶苈（四钱生者布包）大枣（五枚劈开）汤，加五味子二钱，煎汤灌之，豁然顿醒，继服从龙汤（生龙骨一两、生牡蛎一两、生杭芍五钱、清半夏四钱、炒苏子四钱、炒牛蒡子三钱。主治外感痰喘，服小青龙汤，病未痊愈，或愈而复发者。编者注）一剂痊愈（本案为他人所治，编者注）。

盖此证乃顽痰郁塞肺之窍络，非葶苈大枣汤不能泻之。且喘久则元气必虚，加五味子二钱，以收敛元气，并可借葶苈下行之力，以纳气归肾也。以十四岁童子，而能如此调方，岂非有神助欤？为其事特异，故附记于此。且以知拙拟从龙汤，固宜于小青龙汤后，而服过发表之药者，临时制宜，皆可酌而用之，不必尽在小青龙汤后也。(《医学衷中参西录·治伤寒方·从龙汤》)

○ 又治邻村生员刘树帜，年三十许，因有恼怒，忽然昏倒不省人事，牙关紧闭，唇齿之间有痰涎随呼气外吐，六脉闭塞若无。急用作嚏之药吹鼻中，须臾得嚏，其牙关遂开。继用香油两余炖温，调麝香末一分，灌下，半句钟时稍醒悟能作呻吟，其脉亦出，至数五至余，而两尺弱甚，不堪重按。知其肾阴亏损，故肝胆之火易上冲也。遂用赭石、熟地、生山药各一两，龙骨、牡蛎、净萸肉各六钱，煎服后豁然顿愈。继投以理肝补肾之药数剂，以善其后。

按：此等证，当痰火气血上壅之时，若人参、地黄、山药诸药，似不宜用，而确审其系上盛下虚，若扁鹊传所云云者，重用赭石以辅之，则其补益之力直趋下焦，而上盛下虚之危机旋转甚速，莫不随手奏效也。(《医学衷中参西录·赭石解》)

痫　证

○ 友人韩鳌廷曾治一人，当恼怒之后，身躯忽然后挺，气息即断，一日数次。鳌廷诊其脉，左关虚浮。遂投以萸肉（去净核）、龙骨、牡蛎（皆不用煅）、白芍诸药，用三家磨刀水煎之，一日连服二剂，病若失（本案为他人所治，编者注）。(《医学衷中参西录·治痫风方·一味铁氧汤》)

呕　吐

○ 沧州中学学生安瑰奇，年十八九，胸胁满闷，饮食减少，时作哕逆，腹中辘辘有声，盖气冲痰涎作响也，大便干燥，脉象弦长有力。为疏方，用生龙骨、牡蛎、代赭石各八钱，生山药、生芡实各六钱，半夏、生杭芍各四钱，芒硝、苏子各二钱，厚朴、甘草各钱半。一剂后，脉即柔和。按方略有加减，数剂痊愈。

陈修园谓龙骨、牡蛎为治痰之神品，然泛用之多不见效，惟以治此证之痰，则效验非常。因此等痰涎，原因冲气上冲而生，龙骨、牡蛎能镇敛冲气，自能引导痰涎下行也。盖修园原谓其能导引逆上之火、泛滥之水下归其宅，故能治痰。夫火逆上，水泛滥，其中原有冲气上冲也。(《医学衷中参西录·论冲气上冲之病因病状病脉及治法》)

腹　　痛

○诊内子常患腹疼，疼剧时则呕吐，屡次服药不能除根。近遵书中既济汤方（大熟地一两、净萸肉一两、生山药六钱、生龙骨捣细六钱、生牡蛎捣细六钱、茯苓三钱、白芍三钱、附子一钱。主治大病后阴阳不相维系。编者注），加赭石、吴茱萸、生姜，服后却不疼不吐。后又减去赭石、吴茱萸连服三剂，至今数月未尝反复（本案为他人所治，编者注）。

计迄，今遵用书中之方将至一年，凡治愈喘证、噎证、心腹疼痛、历节风证约近百人。而来日方长，以后遵用先生之书，又不知能拯救几何人命也。(《医学衷中参西录·田聘卿来函》)

腹　　胀

○愚二十余岁时，于仲秋之月，每至申酉时腹中作胀，后于将作胀时，但嚼服厚朴六七分许，如此两日，胀遂不作。盖以秋金收令太过，致腹中气化不舒，申酉又是金时，是以至其时作胀耳，服厚朴辛以散之，温以通之，且能升降其气化是以愈耳。

愚治冲气上冲，并挟痰涎上逆之证，皆重用龙骨、牡蛎、半夏、赭石诸药以降之、镇之、敛之，而必少用厚朴以宣通之，则冲气痰涎下降，而中气仍然升降自若无滞碍。(《医学衷中参西录·厚朴解》)

泄　　泻

○一妇人，年四十许。初因心中发热，气分不舒，医者投以清火理气之剂，遂泄泻不止。更延他医，投以温补之剂，初服稍轻，久服，

第三章　医案

59

则泻仍不止。一日夜四五次，迁延半载，以为无药可治。后愚为诊视，脉虽濡弱，而无弦数之象，知犹可治。但泻久身弱，虚汗淋漓，心中怔忡，饮食减少，踌躇久之，为拟此方，补脾兼补心肾。数剂泻止，而汗则加多。遂于方中（扶中汤：炒於术一两、生山药一两、龙眼肉一两。主治泄泻久不止，气血俱虚，身体羸弱，将成痨瘵之候。编者注）加龙骨、牡蛎（皆不用煅）各六钱，两剂汗止，又变为漫肿。盖从前泻时，小便短少，泻止后，小便仍少，水气下无出路，故蒸为汗，汗止又为漫肿也。斯非分利小便，使水下有出路不可。特其平素常觉腰际凉甚，利小便之药，凉者断不可用。遂用此方，加椒目三钱，连服十剂痊愈。

龙眼肉，味甘能补脾，气香能醒脾，诚为脾家要药。且心为脾母，龙眼肉色赤入心，又能补益心脏，俾母旺自能荫子也。愚治心虚怔忡，恒俾单纳龙眼肉斤许，饭甑蒸熟，徐徐服之，皆大有功效，是能补心之明征。又大便下血者，多因脾虚不能统血。亦可单服龙眼肉而愈，是又补脾之明征也（《医学衷中参西录·龙眼肉解》中也录有本案，编者注）。（《医学衷中参西录·治泄泻方·扶中汤》）

痢 疾

○曾治天津张姓媪，年近五旬，于孟秋患痢，两旬不愈。所下者赤痢杂以血水，后重腹疼，继则痢少泻多，亦兼泻血水，上焦烦热，噤口不食，闻食味即恶心欲呕，头目眩晕，不能起床，其脉关前浮弦，重诊不实，两尺则微弱无根，一息五至，病患自觉心中怔忡，精神恍惚，似难支持，此乃虚极将脱之兆也。遂急用净萸肉、生怀山药各一两，大熟地、龙眼肉、白龙骨各五钱，生杭芍、云苓片、炙甘草各二钱，俾煎汤两盅，分两次温服下。

初服一次，心神即觉安稳。尽剂后，少进饮食，泻痢亦少止。又即原方加生地黄四钱，炙甘草改用三钱，煎汤两盅，分两次温服下，每

服一次送服生硫黄细末二分半，日服一剂，数日痊愈。(《医学衷中参西录·论痫证治法》)

癥瘕

○一少女，年十五。脐下左边起一癥瘕，沉沉下坠作疼，上连腰际，亦下坠作疼楚，时发呻吟。剧时，常觉小便不通，而非不通也。诊其脉，细小而沉。询其得病之由，言因小便不利，便时努力过甚，其初腰际坠疼，后遂结此癥瘕。其方结时，揉之犹软，今已五阅月，其患处愈坚结。每日晚四点钟，疼即增重，至早四点钟，又渐觉轻。愚闻此病因，再以脉象参之，知其小便时努力过甚，上焦之气陷至下焦而郁结也。遂治以理郁升陷汤（生黄芪六钱、知母三钱、当归身三钱、桂枝尖一钱半、柴胡钱半、乳香不去油三钱、没药不去油三钱。主治胸中大气下陷，又兼气分郁结，经络湮淤者。编者注），方中乳香、没药皆改用四钱，又加丹参三钱、升麻钱半，二剂而坠与疼皆愈。遂去升麻，用药汁送服朱血竭末钱许，连服数剂，癥瘕亦消。(《医学衷中参西录·治大气下陷方·理郁升陷汤》)

或问：龙骨、牡蛎为收涩之品，兼胁下胀疼者，何以加此二药？答曰：胁为肝之部位，胁下胀疼者，肝气之横恣也，原当用泻肝之药，又恐与大气下陷者不宜。用龙骨、牡蛎，以敛戢肝火，肝气自不至横恣，此敛之即以泻之，古人治肝之妙术也。且黄芪有膨胀之力，胀疼者原不宜用，有龙骨、牡蛎之收敛，以缩其膨胀之力，可放胆用之无碍，此又从体验而知道也。(《医学衷中参西录·治大气下陷方·理郁升陷汤》)

头痛

○曾治一人年三十余，头疼数年，服药或愈，仍然反复，其脉弦而有力，左关尤甚，知其肝血亏损肝火炽盛也。投以熟地、柏实各一两，生龙骨、生牡蛎、龙胆草、生杭芍、枸杞各四钱，甘草、川芎各二

钱，一剂疼止，又服数剂永不反复。(《医学衷中参西录·川芎解》)

○隔数日，又治警察厅书记鞠一鸣夫人，头疼亦如前状（指每日至已头疼异常，左边尤甚，过午则愈。编者注），仍投以此方（赭石、龙骨、牡蛎、龟甲、萸肉、白芍各六钱，龙胆草二钱，药料皆用生者。编者注）两剂痊愈。(《医学衷中参西录·赭石解》)

○谈丹崖，北平大陆银行总理，年五十二岁，得脑充血头疼证。

[病因] 因劳心过度，遂得脑充血头疼证。

[证候] 脏腑之间恒觉有气上冲，头即作疼，甚或至于眩晕，其夜间头疼益甚，恒至疼不能寐。医治二年无效，浸至言语謇涩，肢体渐觉不利，饮食停滞胃口不下行，心中时常发热，大便干燥。其脉左右皆弦硬，关前有力，两尺重按不实。

[诊断] 弦为肝脉，至弦硬有力无论见于何部，皆系有肝火过升之弊。因肝火过升，恒引动冲气胃气相并上升，是以其脏腑之间恒觉有气上冲也。人之血随气行，气上升不已，血即随之上升不已，以致脑中血管充血过甚，是以作疼。其夜间疼益剧者，因其脉上盛下虚，阴分原不充足，是以夜则加剧，其偶作眩晕亦职此也。至其心常发热，肝火炽其心火亦炽也。其饮食不下行，大便多干燥者，又皆因其冲气挟胃气上升，胃即不能传送饮食以速达于大肠也。其言语肢体蹇涩不利者，因脑中血管充血过甚，有妨碍于司运动之神经也。此宜治以镇肝、降胃、安冲之剂，而以引血下行兼清热滋阴之药辅之。又须知肝为将军之官，中藏相火，强镇之恒起其反动力，又宜兼用舒肝之药，将顺其性之作引也。

[处方] 生赭石（轧细）一两、生怀地黄一两、怀牛膝六钱、大甘枸杞六钱、生龙骨（捣碎）六钱、生牡蛎（捣碎）六钱、净萸肉五钱、生杭芍五钱、茵陈二钱、甘草二钱。

共煎汤一大盅，温服。

复诊 将药连服四剂，头疼已愈强半，夜间可睡四五点钟，诸病亦皆见愈，脉象之弦硬已减，两尺重诊有根，拟即原方略为加减俾再服之。

[**处方**] 生赭石（轧细）一两、生怀地黄一两、生怀山药八钱、怀牛膝六钱、生龙骨（捣碎）六钱、生牡蛎（捣碎）六钱、净萸肉五钱、生杭芍五钱、生鸡内金（黄色的捣）钱半、茵陈钱半、甘草二钱。

共煎汤一大盅，温服。

三诊 将药连服五剂，头已不疼，能彻夜安睡，诸病皆愈。惟办事，略觉操劳过度，头仍作疼，脉象犹微有弦硬之意，其心中仍间有觉热之时，拟再治以滋阴清热之剂。

[**处方**] 生怀山药一两、生怀地黄八钱、玄参四钱、北沙参四钱、生杭芍四钱、净萸肉四钱、生珍珠母（捣碎）四钱、生石决明（捣碎）四钱、生赭石（轧细）四钱、怀牛膝三钱、生鸡内金（黄色的捣）钱半、甘草二钱。

共煎汤一大盅，温饮下。

[**效果**] 将药连服六剂，至经理事务时，头亦不疼，脉象已和平如常。遂停服汤药，俾日用生山药细末，煮作茶汤，调以白糖令适口，送服生赭石细末钱许，当点心服之，以善其后。

[**说明**] 脑充血之病名，倡自西人，实即《内经》所谓诸厥证，亦即后世方书所谓内中风证，三期七卷镇肝息风汤后及五期三卷建瓴汤后皆论之甚详，可参观。至西人论脑充血证，原分三种，其轻者为脑充血，其血虽充实于血管之中，犹未出于血管之外也，其人不过头疼，或兼眩晕，或口眼略有歪斜，或肢体稍有不利；其重者为脑溢血，其血因充实过甚，或自分支细血管中溢出少许，或隔血管之壁因排挤过甚渗出少许，其所出之血着于司知觉之神经，则有累知觉，着于司运动之神经，则有累运动，治之得宜，其知觉运动亦可徐复其旧；其又重者为脑出血，其血管充血至于极点，而忽然破裂也，其人必忽然昏倒，人事不

知，其稍轻者，或血管破裂不剧，血甫出即止，其人犹可徐徐苏醒。若其人不能自醒，亦可急用引血下行之药使之苏醒。然苏醒之后，其知觉之迟钝，肢体之痿废，在所不免矣。此证治之得宜，亦可渐愈，若欲治至脱然无解，不过百中之一二耳。至于所用诸种治法，五期三卷中论之颇详可参观。(《医学衷中参西录·脑充血门·脑充血头疼》)

○ 天津铃当阁于氏少妇，头疼过剧，且心下发闷作疼，兼有行经过多证，以建瓴汤（生怀山药一两、怀牛膝一两、生赭石八钱、生龙骨六钱、生牡蛎六钱、生怀地黄六钱、生杭芍四钱、柏子仁四钱。编者注）加减治愈。(《医学衷中参西录·治愈笔记》)

○ 头疼之证，西人所谓脑气筋病也。然恒可重用赭石治愈。

近在奉天曾治安东何道尹犹女，年二十余岁，每日至巳头疼异常，左边尤甚，过午则愈。先经东人治之，投以麻醉脑筋之品不效。后求为诊视，其左脉浮弦有力者，系少阳之火挟心经之热，乘阳旺之时而上升以冲突脑部也。为疏方：赭石、龙骨、牡蛎、龟甲、萸肉、白芍各六钱，龙胆草二钱，药料皆用生者，煎服一剂，病愈强半，又服两剂痊愈。(《医学衷中参西录·赭石解》)

○ 又天津铃铛阁街，于氏所娶新妇，过门旬余，忽然头疼。医者疑其受风，投以发表之剂，其疼陡剧，号呼不止。其翁在中国银行司账，见同伙沈君阅五期《衷中参西录》，见载有脑充血头疼诸案，遂延愚为之诊视。其脉弦硬而长，左部尤甚。知其肝胆之火上冲过甚也。遂投以镇肝息风汤（怀牛膝一两、生赭石轧细一两、生龙骨捣碎五钱、生牡蛎捣碎五钱、生龟甲捣碎五钱、生杭芍五钱、玄参五钱、天冬五钱、川楝子捣碎二钱、生麦芽二钱、茵陈二钱、甘草钱半。主治内中风证。编者注），加龙胆草三钱，以泻其肝胆之火。一剂病愈强半，又服两剂，头已不疼，而脉象仍然有力。遂去龙胆草，加生地黄六钱，又服数剂，脉象如常，遂将药停服。(《医学衷中参西录·治内外中风方·镇肝息风汤》)

○ 又在沧州治一赋闲军官，年过五旬，当军旅纵横之秋，为地方筹办招待所，应酬所过军队，因操劳过度，且心多抑郁，遂觉头疼。医者以为受风，投以表散之药，疼益甚，昼夜在地盘桓，且呻吟不止。诊其脉象弦长，左部尤重按有力，知其亦系肝胆火盛，挟气血而上冲脑部也。服发表药则血愈上奔，故疼加剧也。为疏方大致与前方(怀牛膝一两，生杭芍、生龙骨、生牡蛎、生赭石各六钱，玄参、川楝子各四钱，龙胆草三钱，甘草二钱。编者注)相似，而于服汤药之前，俾先用铁锈一两煎水饮之，须臾即可安卧，不作呻吟，继将汤药服下，竟周身发热，汗出如洗。病家疑药不对证，愚思之，恍悟其故，因谓病家曰："此方与此证诚有龃龉，然所不对者几微之间耳。盖肝为将军之官，中寄相火，骤用药敛之、镇之、泻之，而不能将顺其性，其内郁之热转挟所寄之相火起反动力也。即原方再加药一味，自无斯弊。遂为加茵陈二钱。服后遂不出汗，头疼亦大轻减。又即原方略为加减，连服数剂痊愈。夫茵陈原非止汗之品（后世本草且有谓其能发汗者），而于药中加之，汗即不再出者，诚以茵陈为青蒿之嫩者，采于孟春，得少阳发生之气最早，与肝胆有同气相求之妙，虽其性凉能泻肝胆，而实善调和肝胆不复使起反动力也。(《医学衷中参西录·论脑充血之原因及治法》)

○ 又在沧州治一建筑工头，其人六十四岁，因包修房屋失利，心甚懊忱，于旬日前即觉头疼，不以为意。一日晨起至工所，忽仆于地，状若昏厥，移时苏醒，左手足遂不能动，且觉头疼甚剧。医者投以清火通络之剂，兼法王勋臣补阳还五汤之义，加生黄芪数钱，服后更觉脑中疼如锥刺难忍，须臾。求为诊视，其脉左部弦长，右部洪长，皆重按甚实。询其心中，恒觉发热。其家人谓其素性嗜酒，近因心中懊忱，益以烧酒浇愁，饥时恒以酒代饭。愚曰："此证乃脑充血之剧者，其左脉之弦长，懊忱所生之热也。右脉之洪长，积酒所生之热也。二热相并，挟脏腑气血上冲脑部。脑部中之血管若因其冲激过甚而破裂，其人即昏厥不复醒，今幸昏厥片时苏醒，其脑中血管当不至破裂，或其管中之血隔血管渗出，或其血管少有罅隙，出血少许而复自止。其所出之血著于司知觉之神经则神昏；著于司运动之神经则痿废。此证左半身偏枯，当系脑中血管所出之血伤其司左边运动之神经也。医者不知致病之由，竟投以治气虚偏枯之药，而此证此脉岂能受黄芪之升补乎。此所以服药后而头疼益剧也。遂为疏方（怀牛膝一两，生杭芍、生龙骨、生牡蛎、生赭石各六钱，玄参、川楝子各四钱，龙胆草三钱，甘草二钱。编者注）亦约略如前，为其右脉亦洪实，因于方中加生石膏一两，亦用铁锈水煎药。

服两剂，头疼痊愈，脉已和平，左手足已能自动。遂改用当归、赭石、生杭芍、玄参、天冬各五钱，生黄芪、乳香、没药各三钱，红花一钱，连服数剂，即扶杖能行矣。方中用红花者，欲以化脑中之瘀血也。为此时脉已和平，头已不疼，可受黄芪之温补，故方中少用三钱，以补助其正气，即借以助归、芍、乳、没以流通血脉，更可调玄参、天冬之寒凉，俾药性凉热适均，而可多服也。

上所录三案，用药大略相同，而皆以牛膝为主药者，诚以牛膝善引上部之血下行，为治脑充血证无上之妙品，此愚屡经试验而知，故敢公诸医界。而用治此证，尤以怀牛膝为最佳。（《医学衷中参西录·论脑充血之原因及治法》）

○ 又治天津河北王姓叟。年过五旬，因头疼、口眼歪斜，求治于西人医院，西人以表测其脉，言其脉搏之力已达百六十度，断为脑充血证，服其药多日无效，继求治于愚。其脉象弦硬而大，知其果系脑部充血，治以建瓴汤（生怀山药一两、怀牛膝一两、生赭石八钱、生龙骨六钱、生牡蛎六钱、生怀地黄六钱、生杭芍四钱、柏子仁四钱。若大便不实者去赭石，加建莲子三钱。若畏凉者，以熟地易生地。编者注），将赭石改用一两，连服十余剂，觉头部清爽，口眼之歪斜亦愈，惟脉象仍未复常。复至西人医院以表测脉，西医谓较前低二十余度，然仍非无病之脉也。后晤面向愚述之，劝其仍须多多服药，必服至脉象平和，方可停服。彼觉病愈，不以介意。后四阅月未尝服药。继因有事出门，劳碌数旬，甫归后又连次竹战，一旦忽眩仆于地而亡。

观此二案，知用此方以治脑充血者，必服至脉象平和，毫无弦硬之意，而后始可停止也。(《医学衷中参西录·论脑充血证可预防及其证误名中风之由》)

○ 在奉天曾治一高等检察厅科员，年近五旬，因处境不顺，兼办稿件劳碌，渐觉头疼，渐觉头疼，日浸加剧，服药无效，遂入西人医院。治旬日，头疼不减，转添目疼。又越数日，两目生翳，视物不明。来院求为诊治。其脉左部洪长有力，自言脑疼彻目，目疼彻脑，且时觉眩晕，难堪之情莫可名状。脉证合参，知系肝胆之火挟气血上冲脑部，脑中血管因受冲激而膨胀，故作疼；目系连脑，脑中血管膨胀不已，故目疼生翳且眩晕也。因晓之曰："此脑充血证也。深考此证之原因，脑疼为目疼之根；而肝胆之火挟气血上冲，又为脑疼之根。欲治此证，当清火平肝、引血下行，头疼愈而目疼、生翳及眩晕自不难调治矣。"遂为疏方，用怀牛膝一两，生杭芍、生龙骨、生牡蛎、生赭石各六钱，玄参、川楝子各四钱，龙胆草三钱，甘草二钱，磨取铁锈浓水煎药。服一剂，觉头目之疼顿减，眩晕已无。即方略为加减，又服两剂，头疼目疼痊愈，视物亦较真。其目翳原系外障，须兼外治之法，为制磨翳药水一瓶，日点眼上五六次，徐徐将翳尽消。(《医学衷中参西录·论脑充血之原因及治法》)

○ 在津曾治东门里友人迟华章之令堂，年七旬有四，时觉头目眩晕，脑中作疼，心中烦躁，恒觉发热，两臂觉撑胀不舒，脉象弦硬而大，知系为脑充血之征兆，治以建瓴汤（生怀山药一两、怀牛膝一两、生赭石八钱、生龙骨六钱、生牡蛎六钱、生怀地黄六钱、生杭芍四钱、柏子仁四钱。若大便不实者去赭石，加建莲子三钱。若畏凉者，以熟地易生地。编者注）。连服数剂，诸病皆愈，惟脉象虽不若从前之大，而仍然弦硬。因苦于吃药，遂停服。后月余，病骤反复。又用建瓴汤加减，连服数剂，诸病又愈。脉象仍未和平，又将药停服。后月余，病又反复，亦仍用建瓴汤加减，连服三十余剂，脉象和平如常，遂停药勿服，病亦不再反复矣。(《医学衷中参西录·论脑充血证可预防及其证误名中风之由》)

眩　晕

○崇台五家兄，患偏枯。延医十余人，调治两年余，终未见效。后又添眩晕，终日自觉不舒。后侄查照《衷中参西录》各方加减，用台参、黄芪、净萸肉各一两，龙骨、牡蛎各六钱，玄参五钱，秦艽、虎骨胶、鹿角胶（二胶融化兑服）各三钱，共九味为方，日日常服虽未大愈，而颇见轻减。至今一离此药，即觉不舒。去年八月，因数日未服药，忽然眩晕，心神忙乱，大汗淋滴，大有将脱之势。犹幸家中存有斯药两剂，赶紧随煎随服。头煎服完，心神大定，汗亦即止，一夜安睡，明日照常。盖家兄之证，阴阳俱虚，故一离此药，即危险如是也。然治病贵乎除根，拟得暇自到院中，面述详细，敬求夫子特赐良方，家兄之病当有痊愈之日也（本案为他人所治，编者注）。(《医学衷中参西录·卢月潭来函》)

○邻村李子勋，年五旬，偶相值，求为诊脉，言前月有病服药已愈，近觉身体清爽，未知脉象何如。诊之，其脉尺部无根，寸部摇摇有将脱之势，因其自调病愈，若遽悚以危语，彼必不信，姑以脉象平和答之。遂秘谓其侄曰："令叔之脉甚危险，当服补敛之药，以防元气之暴脱。"其侄向彼述之，果不相信。后二日，忽遣人迎愚，言其骤然眩晕不起，求为诊治。既至见其周身颤动，头上汗出，言语错乱，自言心怔忡不能支持，其脉上盛下虚之象较前益甚，急投以净萸肉两半，生龙骨、生牡蛎、野台参、生赭石各五钱，一剂即愈。继将萸肉改用一两，加生山药八钱，连服数剂，脉亦复常。

按：此方赭石之分量，宜稍重于台参。(《医学衷中参西录·山萸肉解》)

○ 刘铁珊将军丁卯来津后，其脑中常觉发热，时或眩晕，心中烦躁不宁，脉象弦长有力，左右皆然，知系脑充血证。盖其愤激填胸，焦思积虑者已久，是以有斯证也。为其脑中觉热，俾用绿豆实于囊中作枕，为外治之法。又治以镇肝息风汤（怀牛膝一两、生赭石轧细一两、生龙骨捣碎五钱、生牡蛎捣碎五钱、生龟甲捣碎五钱、生杭芍五钱、玄参五钱、天冬五钱、川楝子捣碎二钱、生麦芽二钱、茵陈二钱、甘草钱半。主治内中风证。编者注），于方中加地黄一两，连服数剂，脑中已不觉热。遂去川楝子，又将生地黄改用六钱，服过旬日，脉象和平，心中亦不烦躁，遂将药停服。(《医学衷中参西录·治内外中风方·镇肝息风汤》)

○ 骆义波，住天津东门里谦益里，年四十九岁，业商，得脑充血兼痰厥证。

[**病因**] 平素常患头晕，间有疼时，久则精神渐似短少，言语渐形謇涩，一日外出会友，饮食过度，归家因事有拂意，怒动肝火，陡然昏厥。

[**证候**] 闭目昏昏，呼之不应，喉间痰涎杜塞，气息微通。诊其脉左右皆弦硬而长，重按有力，知其证不但痰厥实素有脑充血病也。

[**诊断**] 其平素头晕作疼，即脑充血之现证也。其司知觉之神经为脑充血所伤，是以精神短少。其司运动之神经为脑充血所伤，是以言语謇涩。又凡脑充血之人，其脏腑之气多上逆，胃气逆则饮食停积不能下行，肝气逆则痰火相并易于上干，此所以因饱食动怒而陡成痰厥也。此其危险即在目前，取药无及当先以手术治之。

[**手术**] 治痰厥之手术，当以手指点其天突穴处（详见"治痰点天突穴法"），近八分钟许，即咳嗽呕吐。约吐出痰涎饮食三碗许，豁然顿醒，自言心中发热，头目胀疼，此当继治其脑部充血以求痊愈。拟用建

瓴汤方［生怀山药一两、怀牛膝一两、生赭石八钱、生龙骨六钱、生牡蛎六钱、生怀地黄六钱、生杭芍四钱、柏子仁四钱。若大便不实者去赭石，加建莲子（去心）三钱。若畏凉者，以熟地易生地。编者注］治之，因病脉之所宜而略为加减。

［**处方**］生赭石（轧细）一两、怀牛膝一两、生怀地黄一两、天花粉六钱、生杭芍六钱、生龙骨（捣碎）五钱、生牡蛎（捣碎）五钱、生麦芽三钱、茵陈钱半、甘草钱半。

磨取生铁锈浓水，以之煎药，煎汤一盅，温服下。

复诊 将药服三剂，心中已不发热，头疼目胀皆愈，惟步履之时觉头重足轻，脚底如踏棉絮。其脉象较前和缓似有上盛下虚之象，爰即原方略为加减，再添滋补之品。

［**处方**］生赭石（轧细）一两、怀牛膝一两、生怀地黄一两、大甘枸杞八钱、生杭芍六钱、净萸肉六钱、生龙骨（捣碎）五钱、生牡蛎（捣碎）五钱、柏子仁（炒捣）五钱、茵陈钱半、甘草钱半。

磨取生铁锈浓水以之煎药，煎汤一大盅，温服。

［**效果**］将药连服五剂，病遂脱然痊愈。将赭石、牛膝、地黄皆改用八钱，俾多服数剂以善其后。（《医学衷中参西录·脑充血门·脑充血兼痰厥》）

○ 又治邻村韩姓媪，年六旬。于外感病愈后，忽然胸膈连心下突胀，腹脐塌陷，头晕项强，妄言妄见，状若疯狂，其脉两尺不见，关前摇摇无根，数至六至，此下焦虚惫，冲气不摄，挟肝胆浮热上干脑部乱其神明也。遂用赭石、龙骨、牡蛎、山药、地黄（皆用生者）各一两，野台参、净萸肉各八钱，煎服一剂而愈。又少为加减再服一剂以善其后。（《医学衷中参西录·赭石解》）

中 风

○ 曾治奉天大北关开醋房者杜正卿，忽然头目眩晕，口眼歪斜，舌强直不能发言，脉象弦长有力，左右皆然，视其舌苔白厚微黄，且大便数日不行，知其证兼内外中风也。俾先用阿司匹林瓦半，白糖水送下以发其汗，再用赭石、生龙骨、生牡蛎、蒌仁各一两，生石膏两半，菊花、连翘各二钱，煎汤，趁其正出汗时服之，一剂病愈强半，大便亦通。又按其方加减，连服数剂痊愈。（《医学衷中参西录·赭石解》）

○ 曾治一臾，年近六旬，忽得痿废证，两手脉皆弦硬，心中骚扰不安，夜不能寐。每于方（镇肝息风汤：怀牛膝一两、生赭石轧细一两、生龙骨捣碎五钱、生牡蛎捣碎五钱、生龟甲捣碎五钱、生杭芍五钱、玄参五钱、天冬五钱、川楝子捣碎二钱、生麦芽二钱、茵陈二钱、甘草钱半。主治内中风证。编者注）中重用龙骨、牡蛎，再加降胃之药，脉始柔和，诸病皆减。二十剂外，渐能步履。审斯则龙骨、牡蛎之功用，可限量哉（《医学衷中参西录·治肢体痿废方·补偏汤》中也录有本案，编者注）。

○ 湖北天门崔兰亭君来函：张港杨新茂粮行主任患脑充血证，忽然仆地，上气喘急，身如角弓，两目直视。全家惶恐，众医束手，殓服已备，迎为诊治。遵先生五期建瓴汤（生怀山药一两、怀牛膝一两、生赭石八钱、生龙骨六钱、生牡蛎六钱、生怀地黄六钱、生杭芍四钱、柏子仁四钱。编者注）原方治之，一剂病愈强半，后略有加减，服数剂，脱然痊愈（本案为他人所治，编者注）。

按：此镇肝息风汤（怀牛膝一两、生赭石轧细一两、生龙骨捣碎五钱、生牡蛎捣碎五钱、生龟甲捣碎五钱、生杭芍五钱、玄参五钱、天冬五钱、川楝子捣碎二钱、生麦芽二钱、茵陈二钱、甘草钱半。主治内中风证。编者注），实由五期中建瓴汤加减而成。故附录其来函于此，俾医界同人，知此二方，任用其一，皆可治脑充血证也。

或问：中风无论内外，其肢体恒多痿废，即其经络必多闭塞，而方中重用龙骨、牡蛎，独不虞其收涩之性，益致经络闭塞乎？答曰：妙药皆令人不易测，若但以收涩视龙骨、牡蛎，是未深知龙骨、牡蛎者也。

《神农本经》谓龙骨能消癥瘕，其能通血脉、助经络之流通可知。后世本草谓牡蛎能开关节老痰，其能利肢体之运动可知。是以《金匮》风引汤，原治热瘫痫，而方中龙骨、牡蛎并用也。(《医学衷中参西录·治内外中风方·镇肝息风汤》)

○ 天津南马路南东兴大街永和牲木厂经理贺化南，得脑充血证，左手足骤然痿废，其脉左右皆弦硬而长，其脑中疼而且热，心中异常烦躁。投以建瓴汤［生怀山药一两、怀牛膝一两、生赭石八钱、生龙骨六钱、生牡蛎六钱、生怀地黄六钱、生杭芍四钱、柏子仁四钱。若大便不实者去赭石，加建莲子（去心）三钱。若畏凉者，以熟地易生地。编者注］，为其脑中疼而且热，更兼烦躁异常，加天花粉八钱。连服三剂后，觉左半身筋骨作疼，盖其左半身从前麻木无知觉，至此时始有知觉也。其脉之弦硬亦稍愈。遂即原方略为加减，又服数剂，脉象已近和平，手足稍能运动，从前起卧转身皆需人，此时则无需人矣。于斯改用起痿汤，服数剂，手足之运动渐有力，而脉象之弦硬又似稍增，且脑中之疼与热从前服药已愈，至此似又微觉疼热，是不受黄之升补也。因即原方将黄减去，又服数剂，其左手能持物，左足能任地矣，头中亦分毫不觉疼热。再诊其脉已和平如常，遂又加黄，将方中花粉改用八钱，又加天冬八钱，连服六剂可扶杖徐步，仍觉乏力。继又为拟养脑利肢汤，服数剂后，心中又似微热，因将花粉改用八钱，又加带心寸麦冬七钱，连服十剂痊愈。

按：此证之原因不但脑部充血，实又因脑部充血之极而至于溢血。迨至充血溢血治愈，而痿废仍不愈者，因从前溢出之血留滞脑中未化，而周身经络兼有闭塞处也。是以方中多用通气化血之品。又恐久服此等药或至气血有损，故又少加参助之，且更用玄参、花粉诸药以解参之热，赭石、牛膝诸药以防参之升，可谓熟筹完全矣。然服后犹有觉热之时，其脉象仍有稍变弦硬之时，于斯或减参，或多加凉药，精心斟酌，息息与病机相赴，是以终能治愈也。至于二方中药品平均之实偏于凉，而服之犹觉热者，诚以参之性可因补而生热，兼以此证之由来，又原因脏腑之热挟气血上冲也。（《医学衷中参西录·论肢体痿废之原因及治法》）

〇 又尝治一媪，年过七旬，陡然左半身痿废。其左脉弦硬而大，有外越欲散之势（按：西法左半痿废，当右脉有力，然间有脉有力与痿废皆在一边者）。投以镇肝息风汤（怀牛膝一两、生赭石轧细一两、生龙骨捣碎五钱、生牡蛎捣碎五钱、生龟甲捣碎五钱、生杭芍五钱、玄参五钱、天冬五钱、川楝子捣碎二钱、生麦芽二钱、茵陈二钱、甘草钱半。主治内中风证。编者注），又加净萸肉一两，一剂而愈。夫年过七旬，痿废鲜有愈者。而山萸肉味酸性温，禀木气最厚。夫木主疏通，《神农本经》谓其能逐寒湿痹，后世本草，谓其能通利九窍。在此方中，而其酸收之性，又能协同龙骨、牡蛎，以敛戢肝火肝气，使不上冲脑部，则神经无所扰害，自不失其司运动之功能，故痿废易愈也。且此证，又当日得之即治，其转移之机关，尤易为力也。统观此二案，可无疑于方中之用龙骨、牡蛎矣。（《医学衷中参西录·治内外中风方·镇肝息风汤》）

〇 又尝治直隶商品陈列所长王仰泉，其口眼略有歪斜，左半身微有不利，时作头疼，间或眩晕，其脉象洪实，右部尤甚，知其系脑部充血。问其心中，时觉发热。治以建瓴汤［生怀山药一两、怀牛膝一两、生赭石八钱、生龙骨六钱、生牡蛎六钱、生怀地黄六钱、生杭芍四钱、柏子仁四钱。若大便不实者去赭石，加建莲子（去心）三钱。若畏凉者，以熟地易生地。编者注］，连服二十余剂痊愈。王君愈后甚喜，而转念忽有所悲，因告愚曰："五舍弟从前亦患此证，医者投以参芪之剂，竟至不起。向以为病本不治，非用药有所错误，今观先生所用之方，乃知前方固大谬也。"统观两案及王君之言，则治偏枯者不可轻用补阳还五汤，不愈昭然哉！而当时之遇此证者，又或以为中风而以羌活、防风诸药发之，亦能助其血益上行，其弊与误用参者同也。盖此证虽有因兼受外感而得者，然必其外感之热传入阳明，而后激动病根而猝发，是以虽挟有外感，亦不可投以发

表之药也。(《医学衷中参西录·论治偏枯者不可轻用王勋臣补阳还五汤》)

水　肿

○ 常德医药研究会撰述员张右长君来函云："迩年捧读大著，手未释卷，受益于吾师者良多。近治一肿病，其人由慈利来常，意专到广德西医院就诊。西医作水肿治之，两旬无效。继来生处求诊。遵吾师诊断法，见其回血管现紫色，且现有紫色鸡爪纹，知系血臌，即用吾师治血臌之法治之，二十五日痊愈（本案为他人所治，编者注）。全市愕然，广德西医院闻之亦甚讶异。此外如重用山萸肉、生赭石、生石膏、生龙骨、牡蛎、生乳香、没药治愈之病，不胜计。而其中又以重用石膏治愈之险证尤伙。有一剂而用至五六两者，有治愈一病而用至斤余者。编有《适园医案偶存》，后当呈师指正。"此三处来函皆来自南方，石膏之性于南之患寒温者，有何不宜哉。(《医学衷中参西录·石膏治病无分南北论》)

淋　证

○ 一人，年三十许，患血淋。溲时血块杜塞，努力始能溲出，疼楚异常。且所溲者上多浮油，胶黏结于器底，是血淋而兼膏淋也。从前延医调治，经三十五人，服药年余，分毫无效，尪羸已甚。后愚诊视，其脉弦细，至数略数，周身肌肤甲错，足骨凸处其肉皮皆成旋螺，高寸余，触之甚疼。盖卧床不起者，已半载矣。细询病因，谓得之忿怒之余误坠水中，时当秋夜觉凉甚，遂成斯证。知其忿怒之火，为外寒所束，郁于下焦而不散，而从前居室之间，又有失保养处也。拟投以此汤（理血汤：生山药一两、生龙骨六钱、生牡蛎六钱、海螵蛸四钱、茜草二钱、生杭芍三钱、白头翁三钱、真阿胶三钱。主治血淋及溺血，大便下血，证之由于热者。编者注），为脉弦，遂以柏子仁（炒捣）八钱，代方中山药，以其善于养肝也。疏方甫定，其父出所服之方数十纸，欲以质其同异。愚曰：无须细观，诸方与吾方同者，惟阿胶白芍耳，阅之果然。其父问何以知之？愚曰：吾所用之方，皆苦心自经营者，故与他方不同。服三剂血淋遂愈，而膏淋亦少减。改用拙拟膏淋汤（在后），连服二十余剂，膏淋亦愈，而小便仍然频数作疼。细询其疼之实状，谓少腹常觉疼而且坠，时有欲便之意，故有尿即不能强忍，知其又兼气淋也。又投以拙拟气淋汤（在后），十剂痊愈。周身甲错，足上旋螺尽脱。

或问，柏子仁《本经》谓其能安五脏，未尝专言治肝，子独谓其善养肝者何也？答曰：凡植物皆喜阳光，故树梢皆向东南，而柏树则独向西北，西北金水之方也。其实又隆冬不凋，饱经霜露，得金水之气甚多。肝脏属木，中含相火，性甚暴烈，《内经》名为将军之官，如骄将悍卒，必恩威并用，而后能统驭之。柏子仁既禀金水之气，水能滋肝，金能镇肝，滋之、镇之，肝木自得其养也。（《医学衷中参西录·治淋浊方·理血汤》）

○一人，年三十许，遗精白浊，小便时疼如刀割，又甚涩数。诊其脉滑而有力，知其系实热之证。为其年少，疑兼花柳毒淋，遂投以此汤（清肾汤：知母四钱、黄柏四钱、生龙骨四钱、生牡蛎三钱、海螵蛸三钱、茜草二钱、生杭芍四钱、生山药四钱、泽泻一钱半。主治小便频数疼涩，遗精白浊，脉洪滑有力，确系实热者。编者注），加没药（不去油）三钱、鸦胆子（去皮）四十粒（药汁送服），数剂而愈。（《医学衷中参西录·治淋浊方·清肾汤》）

○张灼芳，年二十八岁，小学教员，于去岁冬月初，得膏淋，继之血淋。所便者，或血条，或血块，后则继以鲜血，溺频茎疼。屡经医者调治，病转加剧。其气色青黑，六脉坚数，肝脉尤甚。与以淋浊门理血汤（生山药一两、生龙骨六钱、生牡蛎六钱、海螵蛸四钱、茜草二钱、生杭芍三钱、白头翁三钱、真阿胶三钱。主治血淋及溺血，大便下血，证之由于热者。编者注），俾连服三剂，血止，脉稍平，他证仍旧。继按淋浊门诸方加减治之，十余剂痊愈。灼芳谢曰："予得此证，食少不寐，肌肉消瘦，一月有余，屡治不效，病势日增。不意先生用药如此神妙，竟能挽回垂危之命。"愚谓之曰："此非我之能，乃著《衷中参西录》张寿翁之大德也。"如以此证言之，非先生之妙方，未有能治愈者（本案为他人所治，编者注）。（《医学衷中参西录·张让轩来函》）

白　浊

○东海渔者，年三十余，得便白证甚剧。旬日之间，大见衰惫，惧甚，远来求方。其脉左右皆弦，而左部弦而兼长。夫弦长者，肝木之盛也。木与风为同类，人之脏腑，无论何处受风，其风皆与肝木相应。《内经》阴阳应象论所谓"风气通于肝"者是也。脉之现象如此，肝因风助，倍形其盛而失其和也。况病患自言因房事后小便当风，从此外肾微肿，遂有此证，尤为风之明征乎。盖房事后，肾脏经络虚而不闭，风气乘虚袭入，鼓动肾脏不能蛰藏（《内经》谓肾主蛰藏），而为肾行气之肝木，又与风相应，以助其鼓动，而大其疏泄（《内经》谓肝主疏泄），故其病若是之剧也。为拟此汤（舒和汤：桂枝尖四钱、生黄芪三钱、续断三钱、桑寄生三钱、知母三钱。主治小便遗精白浊，因受风寒者，其脉弦而长，左脉尤甚。服此汤数剂后病未痊愈者，去桂枝，加生龙骨、牡蛎各六钱。编者注），使脉之弦长者变为舒和。服之一剂见轻，数剂后遂痊愈。以后凡遇此等症，其脉象与此同者，投以此汤无不辄效。（《医学衷中参西录·治淋浊方·舒和汤》）

○李克明，天津东门里宝林书庄理事，年二十六岁，得小便白浊证。

［病因］其家在盐山，距天津二百余里，于季秋乘载货大车还家，中途遇雨，衣吸尽湿，夜宿店中，又披衣至庭中小便，为寒风所袭，遂得白浊之证。

［证候］尿道中恒发刺痒，每小便完时有类精髓流出数滴。今已三

阅月，屡次服药无效，颇觉身体衰弱，精神短少，其脉左部弦硬，右部微浮重按无力。

[**诊断**]《内经》谓肾主蛰藏，肝主疏泄，又谓风气通于肝，又谓肝行肾之气。此证因风寒内袭入肝，肝得风助，其疏泄之力愈大，故当小便时，肝为肾行气过于疏泄，遂致肾脏失其蛰藏之用，尿出而精亦随之出矣。其左脉弦硬者，肝脉挟风之象，其右脉浮而无力者，因病久而气血虚弱也。其尿道恒发刺痒者，尤显为风袭之明征也。此宜散其肝风，固其肾气，而更辅以培补气血之品。

[**处方**]生箭芪五钱、净萸肉五钱、生怀山药五钱、生龙骨（捣碎）五钱、生牡蛎（捣碎）五钱、生杭芍四钱、桂枝尖三钱、生怀地黄三钱、甘草钱半。

共煎汤一大盅，温服。

[**方解**]方中以黄芪为主者，因《神农本草经》原谓黄芪主大风，是以风之入脏者，黄芪能逐之外出，且其性善补气，气盛自无滑脱之病也。桂枝亦逐风要药，因其性善平肝，故尤善逐肝家之风，与黄芪相助为理则逐风之力愈大也。用萸肉、龙骨、牡蛎者，以其皆为收敛之品，又皆善收敛正气而不敛邪气，能助肾脏之蛰藏而无碍肝风之消散，药物解中论之详矣。用山药者，以其能固摄下焦气化，与萸肉同为肾气丸中要品，自能保合肾气不使虚泻也。用芍药、地黄者，欲以调剂黄芪、桂枝之热，而芍药又善平肝，地黄又善补肾，古方肾气丸以干地黄为主药，即今之生地黄也。用甘草者，取其能缓肝之急，即能缓其过于疏泄之力也。

[**效果**]将药连服三剂，病即痊愈，因即原方去桂枝以熟地易生地，俾再服数剂以善其后。（《医学衷中参西录·大小便病门·小便白浊》）

○一叟，年七十余，遗精白浊、小便频数，微觉疼涩。诊其六脉平和，两尺重按有力，知其年虽高，而肾经确有实热也。投以此汤（清肾汤：知母四钱、黄柏四钱、生龙骨四钱、生牡蛎三钱、海螵蛸三钱、茜草二钱、生杭芍四钱、生山药四钱、泽泻一钱半。主治小便频数疼涩，遗精白浊，脉洪滑有力，确系实热者。编者注），五剂痊愈。（《医学衷中参西录·治淋浊方·清肾汤》）

血　证

○　山萸肉之性，又善治内部血管，或肺络破裂，以致咳血、吐血久不愈者。

曾治沧州路家庄马氏少妇，咳血三年，百药不效，即有愈时，旋复如故。后愚为诊视，其夜间多汗，遂用净萸肉、生龙骨、生牡蛎各一两，俾煎服，拟先止其汗，果一剂汗止，又服一剂咳血亦愈（《医学衷中参西录·论吐血衄血之原因及治法》也收录有本案，编者注）。

盖从前之咳血久不愈者，因其肺中之络，或胃中血管有破裂处，萸肉与龙骨、牡蛎同用以涩之、敛之，故咳血亦随之愈也。

○　又治本村表弟张权，年三十许，或旬日，或浃辰之间，必吐血数口，浸至每日必吐，亦屡治无效。其脉近和平，微有芤象，亦治以此方（净萸肉、生龙骨、生牡蛎各一两。编者注），三剂痊愈。后又将此方加三七细末三钱，煎药汤送服，以治咳血吐血之久不愈者，约皆随手奏效。因将方登于三期二卷名补络补管汤，若遇吐血之甚者，宜再加赭石五六钱，与前三味同煎汤，送服三七细末更效。（《医学衷中参西录·山萸肉解》）

○　近治奉天商埠警察局长张厚生，年近四旬，陡然鼻中衄血甚剧，脉象关前洪滑，两尺不任重按，知系上盛下虚之证，自言头目恒不清爽，每睡醒舌干无津，大便甚燥，数日一行。为疏方：赭石、生地黄、生山药各一两，当归、白芍、生龙骨、生牡蛎、怀牛膝各五钱，煎汤送服旱三七细末二钱（凡用生地治吐衄者，皆宜佐以三七，血止后不至瘀血留于经络），一剂血顿止。后将生地减去四钱，加熟地、枸杞各五钱，连服数剂，脉亦平和。

伤寒下早成结胸，瘟疫未下亦可成结胸。所谓结胸者，乃外感之邪与胸中痰涎互相凝结，滞塞气道，几难呼吸也。仲景有大陷胸汤、丸，原为治此证良方，然因二方中皆有甘遂，医者不敢轻用，病家亦不敢轻服，一切利气理痰之药，又皆无效，故恒至束手无策。向愚治此等证，俾用新炒蒌仁四两，捣碎煮汤服之，恒能奏效。后拟得一方，用赭石、蒌仁各二两，苏子六钱（方载三七六卷名荡胸汤），用之代大陷胸汤、丸，屡试皆能奏效。若其结在胃口，心下满闷，按之作疼者，系小陷胸汤证，又可将方中分量减半以代小陷胸汤，其功效较小陷胸汤尤捷。自拟此方以来，救人多矣，至寒温之证已传阳明之腑，却无大热，惟上焦痰涎壅滞，下焦大便不通者，亦可投以此方（分量亦宜斟酌少用），上清其痰，下通其便，诚一举两得之方也。（《医学衷中参西录·赭石解》）

○ 后又治一少年，或旬日，或浃辰之间，必吐血数口，浸至每日必吐，屡治无效。其脉近和平，微有芤象，亦治以龙骨、牡蛎、萸肉各一两，三剂而愈。

张景岳谓"咳嗽日久，肺中络破，其人必咳血。"西人谓胃中血管损伤破裂，其人必吐血。龙骨、牡蛎、萸肉性皆收涩，又兼具开通之力（三药之性，详第一卷既济汤、来复汤与第四卷理郁升陷汤，第八卷清带汤下），故能补肺络与胃中血管，以成止血之功，而又不至有遽止之患，致留瘀血为恙也。又佐以三七者，取其化腐生新，使损伤之处易愈，且其性善理血，原为治衄之妙品也。（《医学衷中参西录·治吐衄方·补络补管汤》）

○ 继有表弟张印权出外新归，言患吐血证，初则旬日或浃辰吐血数口，浸至每日必吐，屡治无效。其脉近和平，微有芤象。亦治以此方，三剂痊愈。后将此方传于同邑医友赵景山、张康亭，皆以之治愈咳血、吐血之久不愈者。后又将其方煎汤送服三七细末二钱，则奏效尤捷。因名其方为补络补管汤（生龙骨一两、生牡蛎一两、山茱萸一两、三七二钱，主治咳血吐血，久不愈者。编者注），登于第三期吐衄门中。盖咳血者，多因肺中络破；吐血者，多因胃中血管破，其破裂之处，若久不愈，咳血、吐血之证亦必不愈。龙骨、牡蛎、萸肉皆善敛补其破裂之处，三七又善化瘀生新，使其破裂之处速愈，是以愈后不再反复也。若服药后血仍不止者，可加生赭石细末五六钱，同煎服。（《医学衷中参西录·论吐血衄血之原因及治法》）

○ 前蒙赐教，恍然会悟，继得先生大著，益能心领神会。

回忆毕业中学时，劳心过度，致患吐血，虽家祖世医，终难疗治。遍求名医诊治，亦时止时吐。及肄业大学时，吐血更甚，医者多劝辍学静养，方可望痊。乃为性命计，遂强抑壮志，辍学家居，服药睁养，病仍如旧。计无所施，自取数世所藏医书遍阅之，又汗牛充栋，渺茫无涯，况玉石混杂，瑜瑕莫辨，徒增望洋之叹也。幸今秋自周小农处购得《衷中参西录》三期，阅至吐衄门补络补管汤（生龙骨一两、生牡蛎一两、山茱萸一两、三七二钱，主治咳血吐血，久不愈者。编者注），知为治仆病的方。抄出以呈家祖父，命将药剂减半煎服，颇见效验。遂放胆照原方，兼取寒降汤（生赭石六钱、清半夏三钱、蒌仁四钱、生杭芍四钱、竹茹三钱、牛蒡子三钱、粉甘草钱半。主治吐血、衄血。编者注）之义加赭石六钱，连服三剂痊愈。从前半月之间，必然反复，今已月余安然无恙，自觉身体渐强，精神倍加，不禁欣喜若狂而言曰："苦海浮沉，六度春秋。自顾残躯，灵丹莫救，孰意得此妙方，沉疴顿消。从此前途余生，皆先生之所赐也。惜关山远隔，难报洪恩，惟深印脑海，神明常照而已。"仆今奉尊著若圭泉，日夜披读，始知我崇风气畏石膏如猛虎而煅用，纵用生者不过二三钱；乳、没、龙、牡等药，煅用亦不过钱，即用之对证，亦何能愈病（本案为他人所治，编者注）。（《医学衷中参西录·蔡维望来函》）

〇吐衄之证，因宗气下陷者极少，愚临证四十余年，仅遇赵姓一人，再四斟酌，投以升陷汤（生黄芪六钱、知母三钱、柴胡一钱五分、桔梗一钱五分、升麻一钱；主治胸中大气下陷，气短不足以息。编者注）加龙骨、牡蛎治愈，然此方实不可轻试也。（《医学衷中参西录·论吐血衄血之原因及治法》）

详观百五十三号病案，知系因吐血过多，下焦真阴亏损，以致肾气不敛，冲气上冲。五更乃三阳升发之时，冲气上冲者必益甚，所以脑筋跳动，喘嗽加剧也。欲治此症，当滋阴纳气，敛冲镇肝，方能有效。爰拟方于下以备酌用：

生山药一两、大熟地一两、净萸肉六钱、怀牛膝六钱、柏子仁六钱、生龙骨四钱、生牡蛎四钱、生赭石四钱、生鸡内金二钱、玄参二钱、炙甘草二钱。

日服一剂，煎渣重服。（《医学衷中参西录·诊余随笔·答金履升问治吐血后咳嗽法》）

〇一妇人，年近三旬……数日后，觉血气上潮，肺复作痒而嗽，因此又复吐血。自言夜间睡时，常作生气恼怒之梦，怒极或梦中哭泣，醒后必然吐血。据所云云，其肝气必然郁遏，遂改用舒肝（连翘、薄荷不可多用）、泻肝（龙胆、楝子）之品，而以养肝（柏子仁、生阿胶）、镇肝（生龙骨、生牡蛎）之药辅之，数剂病稍轻减。而犹间作恼怒之梦，梦后仍复吐血。欲辞不治，病家又信服难却，再四踌躇，恍悟平肝之药，以桂为最要，肝属木，木得桂则枯也（以桂作钉钉树，其树立枯），而单用之则失于热；降胃止血之药，以大黄为最要（观《金匮》治吐衄有泻心汤重用大黄可知），胃气不上逆，血即不逆行也，而单用之又失于寒。若二药并用，则寒热相济，性归和平，降胃平肝，兼顾无遗。况俗传方，原有用此二药为散，治吐血者（详后化瘀理血汤下），用于此证当有捷效，而再以重坠之药辅之，则力专下行，其效当更捷也。遂用大黄、肉桂细末各用一钱和匀，更用生赭石细末煎汤送下，吐血顿愈，恼怒之梦亦从此不作。后又遇吐血者数人，投以此方，皆随手奏效。至其人身体壮实而暴得吐血者，又少变通其方，大黄、肉桂细末各用钱半，将生赭石细末六钱与之和匀，分三次服，白开水送下，约点半钟服一次（生赭石可以研末服之，理详前参赭镇气汤下）。

按：肉桂味辣而兼甜，以甜胜于辣者为佳，辣胜于甘者次之。然约皆从生旺树上取下之皮，故均含有油性，皆可入药，至其薄厚不必计也，若其味不但不甚甜，且不甚辣，又兼甚干枯者，是系枯树之皮，不可用也。（《医学衷中参西录·治吐衄方·秘红丹》）

以重用赭石及既济汤（熟地一两、萸肉一两、生山药六钱、生龙骨六钱、生牡蛎六钱、茯苓三钱、生杭芍三钱、附子一钱。主治大病后阴阳不相维系。编者注）加三七治愈大口吐血频危者一人（本案为他人所治，编者注）。（《医学衷中参西录·高砚樵来函》）

○ 友人毛仙阁曾治一少年吐血证。其人向经医者治愈，旋又反复。仙阁诊其脉弦而有力，知其为冲胃之气上逆也。遂于治吐血方中，重用半夏、赭石以降逆，白芍、牡蛎（不煅）以敛冲泻热，又加人参以补其中气，使中气健旺以斡旋诸药成功。

有从前为治愈之医者在座，颇疑半夏不可用，仙阁力主服之。一剂血止，再剂脉亦和平，医者讶为异事。仙阁晓知曰："此证乃下元虚损，冲气因虚上逆，并迫胃气亦上逆，脉似有力而非真有力，李士材《四字脉诀》所谓'直上直下，冲脉昭昭'者，即此谓也。若误认此脉为实热，而恣用苦寒之药凉其血分，血分因凉而凝，亦可止而不吐，而异日瘀血为恙，竟成痨瘵者多矣。今方中用赭石、半夏以镇冲气，使之安其故宅，而即用白芍、牡蛎以敛而固之，使之永不上逆。夫血为气之配，气为血之主，气安而血自安矣，此所以不治吐血，而吐血自止也。况又有人参之大力者，以参赞诸药，使诸药之降者、敛者，皆得有所凭借以成功乎。"医者闻之，肃然佩服，以为闻所未闻云(本案为他人所治，编者注)。
(《医学衷中参西录·治吐衄方·保元清降汤》)

○ 又天津北宁路材料科委员赵一清，年近三旬，病吐血，经医治愈，而饮食之间若稍食硬物，或所食过饱，病即反复。诊其六脉和平，重按似有不足，知其脾胃消化弱，其胃中出血之处，所生肌肉犹未复原，是以被食物撑挤，因伤其处而复出血也。斯当健其脾胃，补其伤处，吐血之病庶可除根。为疏方用生山药、赤石脂各八钱，龙骨、牡蛎、净萸肉各五钱，白术、生明没药各三钱，天花粉、甘草各二钱。按此方加减，服之旬余，病遂除根。

按：此方中重用石脂者，因治吐衄病凡其大便不实者，可用之以代赭石降胃。盖赭石能降胃而兼能通大便，赤石脂亦能降胃而转能固大便，且其性善保护肠胃之膜，而有生肌之效，使胃膜因出血而伤者可速愈也。此物原是陶土，宜兴茶壶即用此烧成，津沽药房恒将石脂研细，水和捏作小饼，煤火煅之，是将陶土变为陶瓦矣，尚可以入药乎？是以愚在天津，每用石脂，必开明生赤石脂，夫石脂亦分生熟，如此开方，实足贻笑于大雅也。

○ 或问：吐血、衄血二证，方书多分治。吐血显然出于胃，为胃气逆上无疑。今遵《内经》阳明厥逆衄呕血一语，二证皆统同论之，所用之方无少差别，《内经》之言果信而有征乎？答曰：愚生平研究医学，必有确实征验，然后笔之于书，即对于《内经》亦未敢轻信。犹忆少年时，在外祖家，有表兄刘庆甫，年弱冠，时患衄血证。始则数日一衄，继则每日必衄，百药不效。适其比邻有少年病痨瘵者，常与同坐闲话。一日正在衄血之际，忽闻哭声，知痨瘵者已死，陡然惊惧寒战，其衄顿止，从此不再反复。夫恐则气下，《本经》原有明文，其理实为人所共知。因惊惧气下而衄止，其衄血之时，因气逆可知矣。盖吐血与衄血病状不同而其病因则同也，治之者何事过为区别乎。

○ 又治旧沧州北关赵姓，年过四旬，患吐血证，从前治愈，屡次反复，已历三年，有一年重于一年之势。其脉濡而迟，气息虚，常觉呼气不能上达，且少腹间时觉有气下坠，此胸中宗气（亦名大气）下陷也。《内经》谓宗气积于胸中，以贯心脉而行呼吸，是宗气不但能统摄气分，并能主宰血分，因其下陷，则血分失其统摄，所以妄行也。遂投以拙拟升陷汤（方在三期四卷，系生箭芪六钱，知母四钱，桔梗、柴胡各钱半，升麻一钱），加生龙骨、生牡蛎各六钱。服两剂后，气息即顺，少腹亦不下坠。遂将升麻减去，加生怀山药一两，又服数剂，其吐血证自此除根。

按：吐衄证最忌黄芪、升、柴、桔梗诸药，恐其能助气上升血亦随之上升也。因确知病系宗气下陷，是以敢放胆用之，然必佐以龙骨、牡蛎，以固血之本源，始无血随气升之虞也。（《医学衷中参西录·论吐血衄血之原因及治法》）

○ 张焕卿，年三十五岁，住天津特别第一区三义庄，业商，得吐血证，年余不愈。

[病因] 禀性褊急，劳心之余又兼有拂意之事，遂得斯证。

[证候] 初次所吐甚多，屡经医治，所吐较少，然终不能除根。每日或一次或两次，觉心中有热上冲，即吐血一两口。因病久身羸弱，卧床不起，亦偶有扶起少坐之时，偶或微喘，幸食欲犹佳，大便微溏，日行两三次，其脉左部弦长，重按无力，右部大而芤，一息五至。

[诊断] 凡吐血久不愈者，多系胃气不降，致胃壁破裂，出血之处不能长肉生肌也。再即此脉论之，其左脉之弦，右脉之大，原现有肝气浮动挟胃气上冲之象，是以其吐血时，觉有热上逆，至其脉之弦而无力者，病久而气化虚也。大而兼芤者，失血过多也。至其呼吸有时或喘，大便日行数次，亦皆气化虚而不摄之故。治此证者，当投以清肝降胃、培养气血、固摄气化之剂。

［处方］赤石脂两半、生怀山药一两、净萸肉八钱、生龙骨（捣碎）六钱、生牡蛎（捣碎）六钱、生杭芍六钱、大生地黄四钱、甘草二钱、广三七二钱。

药共九味，将前八味煎汤送服三七末。

［方解］降胃之药莫如赭石，此愚治吐衄恒用之药也。此方中独重用赤石脂者，因赭石为铁氧化合，其重坠之力甚大，用之虽善降胃，而其力达于下焦，又善通大便，此证大便不实，赭石似不宜用；赤石脂之性，重用之亦能使胃气下降，至行至下焦，其黏滞之力又能固涩大便，且其性能生肌，更可使肠壁破裂出血之处早愈，诚为此证最宜之药也。所最可异者，天津药房中之赤石脂，竟有煅与不煅之殊。夫石药多般用者，欲化质之硬者为软也。石脂原系粉末陶土，其质甚软，宜兴人以之烧作瓦器。天津药房其石脂之煅者，系以水和石脂作泥，在煤炉中级成陶瓦。如此制药以入汤剂，虽不能治病，犹不至有害。然石脂入汤剂者少，入丸散者多。若将石脂煅成陶瓦竟作丸散用之，其伤胃败脾之病可胜言哉！是以愚在天津诊病出方，凡用石脂必于药名上加生字，所以别于煅也。然未免为大雅所笑矣。

［效果］将药煎服两剂，血即不吐，喘息已平，大便亦不若从前之勤，脉象亦较前和平，惟心中仍有觉热之时。遂即原方将生地黄改用一两，又加熟地黄一两，连服三剂，诸病皆愈。

○ 张姓，年过三旬，离居天津南门西沈家台，业商，偶患吐血证。

［病因］其人性嗜酒，每日必饮，且不知节。初则饮酒过量即觉胸间烦热，后则不饮酒时亦觉烦热，遂至吐血。

［证候］其初吐血之时，原不甚剧，始则痰血相杂，因咳吐出。即或纯吐鲜血，亦不过一日数口，继复因延医服药，方中有柴胡三钱，服药半点钟后，遂大吐不止，仓猝迎愚往视。及至，则所吐之血已盈痰盂，又复连连呕吐，若不立为止住，实有危在目前之惧。幸所携药囊中

有生赭石细末一包，俾先用温水送下五钱，其吐少缓，须臾又再送下五钱，遂止住不吐。诊其脉弦而芤，数逾五至，其左寸摇摇有动意，问其心中觉怔忡乎？答曰：怔忡殊甚，几若不能支持。

[诊断] 此证初伤于酒，继伤于药，脏腑之血几于倾囊而出。犹幸速为立止，宜急服汤药以养其血，降其胃气保其心气，育其真阴，连服数剂，庶其血不至再吐。

[处方] 生怀山药一两、生赭石（轧细）六钱、玄参六钱、生地黄六钱、生龙骨（捣碎）六钱、生牡蛎（捣碎）六钱、生杭芍五钱、酸枣仁（炒捣）四钱、柏子仁四钱、甘草钱半、广三七（细末）三钱。

此方将前十味煎汤，三七分两次用，头煎及二煎之汤送服。

[效果] 每日服药一剂，连服三日血已不吐，心中不复怔忡。再诊其脉芤动皆无，至数仍略数，遂将生地黄易作熟地黄，俾再服数剂以善其后。（《医学衷中参西录·血病门·吐血证》）

○ 曾治一人，年三十余，陡然溺血，其脉微弱而迟，自觉下焦凉甚。知其中气虚弱，不能摄血，又兼命门相火衰微，乏吸摄之力，以致肾脏不能封固，血随小便而脱出也。投以四君子汤，加熟地、乌附子，连服二十余剂始愈。又有非凉非热，但因脾虚不能统血而溺血者。方书所谓失于便溺者，太阴之不升也。仍宜用四君子汤，以龙骨、牡蛎佐之。

大便下血者，大抵由于肠中回血管或血脉管破裂。方中龙骨、牡蛎之收涩，原可补其破裂之处，而又去阿胶者，防其滑大肠也。加龙眼肉者，因此证间有因脾虚不能统血而然者，故加龙眼肉以补脾。若虚甚者，又当重用白术，或更以参、芪佐之。若虚而且陷者，当兼佐以柴胡、升麻。若虚而且凉者，当兼佐以干姜、附子，减去芍药、白头翁。（《医学衷中参西录·治淋浊方·理血汤》）

○ 民国十三年七月，友人张竹荪君之令堂，因筹办娶儿媳事劳心过度，小便下血不止，其血之来沥沥有声，请为诊视，举止不定，气息微弱，右脉弦细，左脉弦硬。为开安冲汤，服后稍愈。翌日晨起，忽然昏迷，其家人甚恐，又请诊视。其脉尚和平，知其昏迷系黄芪升补之力稍过，遂仍用原方（炒白术六钱、生黄芪六钱、生龙骨捣细六钱、生牡蛎捣细六钱、大生地六钱、生杭芍三钱、海螵蛸捣细四钱、茜草三钱、川续断四钱。主治月经量多、崩漏、月经淋漓不断。编者注），加赭石八钱，一剂而愈（本案为他人所治，编者注）。(《医学衷中参西录·孙香荪来函》)

〇 一少妇，大便下血月余，屡次服药不效。愚为诊视，用理血汤（生山药一两、生龙骨六钱、生牡蛎六钱、海螵蛸四钱、茜草二钱、生杭芍三钱、白头翁三钱、真阿胶三钱。主治血淋及溺血，大便下血，证之由于热者。编者注），去阿胶，加龙眼肉五钱治之。而僻处药坊无白头翁。权服一剂，病稍见愈。翌日至他处药坊，按方取药服之，病遂痊愈。则白头翁之功效，何其伟哉。(《医学衷中参西录·治淋浊方·理血汤》)

〇 家族婶有下血证，医治十余年，时愈时发，终未除根……七月，病又反复。治以安冲汤方（炒白术六钱、生黄芪六钱、生龙骨捣细六钱、生牡蛎捣细六钱、大生地六钱、生杭芍三钱、海螵蛸捣细四钱、茜草三钱、川续断四钱。主治月经量多、崩漏、月经淋漓不断。编者注），以其心中觉凉，加干姜二钱。一剂病又愈（本案为他人所治，编者注）。(《医学衷中参西录·孙香荪来函》)

〇 长子荫潮曾治一妇人，年四十许。骤得下血证甚剧，半日之间，即气息奄奄，不省人事。其脉右寸关微见，如水上浮麻，不分至数，左部脉皆不见。急用生黄芪一两，大火煎数沸灌之，六部脉皆出。然微细异常，血仍不止。观其形状，呼气不能外出，又时有欲大便之意，知其为大气下陷也（大气下陷，详第四卷升陷汤），遂为开固冲汤（白术一两、生黄芪六钱、龙骨八钱、牡蛎八钱、山萸肉八钱、生杭芍四钱、海螵蛸四钱、茜草三钱、棕边炭二钱、五倍子五分。主治妇女血崩。编者注）方，将方中黄芪改用一两。早十一点钟，将药服下，至晚三点钟，即愈如平时（后荫潮在京，又治一血崩证，先用固冲汤不效，加柴胡二钱，一剂即愈，足见柴胡升提之力，可为治崩要药）。

或问：血崩之证，多有因其人暴怒，肝气郁结，不能上达，而转下冲肾关，致经血随之下注者，故其病俗亦名之曰气冲。兹方中多用涩补之品，独不虑于肝气郁者有妨碍乎？答曰：此证虽有因暴怒气冲而得者，然当其血大下之后，血脱而气亦随之下脱，则肝气之郁者，转可因之而开。且病急则治其标，此证诚至危急之病也。若其证初得，且不甚剧，又实系肝气下冲者，亦可用升肝理气之药为主，而以收补下元之药辅之也（《医学衷中参西录·黄芪解》中也收录本案。本案为他人所治，编者注）。
（《医学衷中参西录·治女科方·固冲汤》）

痰　饮

清金解毒汤：治肺脏损烂，或将成肺痈，或咳嗽吐脓血者，又兼治肺结核。

生明乳香三钱、生明没药三钱、粉甘草三钱、生黄芪三钱、玄参三钱、沙参三钱、牛蒡子（炒捣）三钱、贝母三钱、知母三钱、三七（捣细药汁送服）二钱。

将成肺痈者去黄芪，加金银花三钱。

〇一人，年四十八，咳吐痰涎甚腥臭，夜间出汗，日形羸弱。医者言不可治，求愚诊视。脉数至六至，按之无力，投以此汤（指清金解毒汤，编者注），加生龙骨六钱，又将方中知母加倍，两剂汗止，又服十剂痊愈。肺结核之治法，曾详载于参麦汤下（在第一卷）。然彼所论者，因肺结核而成痨瘵之治法，此方及下方，乃治肺结核而未成痨瘵者也。若服此二方不见效时，亦可兼服阿斯必林，其服法亦详参麦汤下。或兼服几亚苏薄荷冰丸，其药性及服法，详载于醴泉饮（在第一卷）下。盐酸规尼涅（详第七卷加味小柴胡汤），亦可为辅用之品，因其善退肺炎，又善治贫血，炎退血生，结核之溃烂者自易愈也，其用量，每次服半瓦，一日可服两次。（《医学衷中参西录·治肺病方·清金解毒汤》）

汗　证

○沧州友人张寿田，曾治一少年，素患心疼，发时昼夜号呼。医者屡用药开通，致大便滑泻，虚气连连下泄，汗出如洗，目睛上泛，心神惊悸，周身眴动，须人手按，而心疼如故。延医数人，皆不疏方。寿田投以前方（大熟地一两、净萸肉一两、生山药六钱、生龙骨捣细六钱、生牡蛎捣细六钱、茯苓三钱、白芍三钱、乌附子一钱。主治大病后阴阳不相维系。编者注），将萸肉倍作二两，连进两剂，诸病皆愈，心疼竟从此除根（本案为他人所治，编者注）。（《医学衷中参西录·山萸肉解》）

○一妇人，年三十许，咳血三年，百药不效，即有愈时，旋复如故。后愚诊视，其夜间多汗，先用龙骨、牡蛎、萸肉各一两煎服，以止其汗。一剂汗止，再服一剂，咳血之病亦愈。自此永不反复。（《医学衷中参西录·治吐衄方·补络补管汤》）

○一人，年二十余，禀资素羸弱，又耽烟色，于秋初患疟，两旬始愈。一日大便滑泻数次，头面汗出如洗，精神颓惫，昏昏似睡。其脉上盛下虚，两寸摇摇，两尺欲无，数至七至。延医二人皆不疏方。愚后至为拟此汤（既济汤：大熟地一两、萸肉一两、生山药六钱、生龙骨六钱、生牡蛎六钱、茯苓三钱、生杭芍三钱、乌附子一钱。主治大病后阴阳不相维系。编者注），一剂而醒，又服两剂遂复初。（《医学衷中参西录·治阴虚劳热方·既济汤》）

○一人，年二十余，于孟冬得伤寒证，调治十余日，表里皆解。忽遍身发热，顿饭顷，汗出淋漓，热顿解，须臾又热又汗。若是两昼夜，势近垂危，仓猝迎愚诊治。及至，见汗出浑身如洗，目上窜不露黑睛，左脉微细模糊，按之即无，此肝胆虚极，而元气欲脱也，盖肝胆虚者，其病象为寒热往来，此证之忽热忽汗，亦即寒热往来之意。急用净萸肉二两煎服，热与汗均愈其半，遂为拟此方（来复汤：萸肉二两、生龙骨一两、生牡蛎一两、生杭芍六钱、野台参四钱、甘草二钱。主治寒温外感诸证，大病瘥后不能自复，寒热往来，虚汗淋漓；或但热不寒，汗出而热解，须臾又热又汗，目睛上窜，势危欲脱；或喘逆，或怔忡，或气虚不足以息，诸证若见一端，即宜急服。编者注），服两剂而病若失（《医学衷中参西录·山萸肉解》中也录有本案，编者注）。（《医学衷中参西录·治阴虚劳热方·来复汤》）

〇 一人，年四十七。咳嗽短气，大汗如洗，昼夜不止，心中怔忡，病势危急。遣人询方，俾先用山萸肉（去净核）二两煎服，以止其汗。翌日迎愚诊视，其脉微弱欲无，呼吸略似迫促。自言大汗虽止，而仍有出汗之时，怔忡见轻，仍觉短气。知其确系大气下陷，遂投以升陷汤（生箭芪六钱、知母三钱、柴胡一钱五分、桔梗一钱五分、升麻一钱。主治胸中大气下陷，气短不足以息，或努力呼吸，有似乎喘；或气息将停，危在顷刻。编者注），为其有汗，加龙骨、牡蛎（皆不用煅）各五钱，三剂而愈。（《医学衷中参西录·治大气下陷方·升陷汤》）

虚　损

〇 曾治一少妇，忽然饮食甚多，一时觉饥不食，即心中怔忡。医者以为中消证，屡治不效，向愚询方。疑其胸中大气下陷，为开升陷汤方（升陷汤：生箭芪六钱、知母三钱、柴胡一钱五分、桔梗一钱五分、升麻一钱。主治胸中大气下陷，气短不足以息，或努力呼吸，有似乎喘；或气息将停，危在顷刻。编者注），加龙骨、牡蛎（皆不用煅）各五钱，数剂而愈。盖病因虽同，而病之情状，恒因人之资禀不同而有变易。斯在临证者，细心体察耳。

按：此证与前证，虽皆大气下陷，而实在寒温之余，故方中不用黄芪而用人参。因寒温之热，最能铄耗津液，人参能补气，兼能生津液，是以《伤寒论》方中，凡气虚者皆用人参，而不用黄芪也。

上所列者，皆大气下陷治验之案也。然此证为医者误治及失于不治者甚多，略登数则于下，以为炯戒。(《医学衷中参西录·治大气下陷方·升陷汤》)

○ 弟长男媳，年二十四岁，于本年（丙寅）正月间患寒热往来，自因素畏服药故隐忍不肯言，迨兵革稍静，弟赴沧时尚未知也。至四月初，家人来迓弟，言儿媳病剧。回家视之，虽未卧床不起，而瘦弱实难堪矣。诊其脉，弦而浮数。细询病情，言每逢午后先寒后热，时而微咳无痰，日夜作泻十余次，黎明则头汗出，胸间绵绵作疼，食一下咽即胀满难堪，而诸虚百损之状，显然尽露。筹思良久，为立逍遥散方。服两剂无效，因复至沧取药，适逢张相臣先生自津来沧，遂将儿媳之病细述本末、因相臣先生为当世之名医，故虚心以相质也。相臣先生曰"以弟之意，将用何方以治之？"答曰："余拟将《衷中参西录》中资生汤（生山药一两、玄参五钱、於术三钱、生鸡内金二钱、牛蒡子三钱。主治痨瘵羸弱已甚，饮食减少，喘促咳嗽，身热脉虚数者，亦治女子血枯不月。编者注）、十全育真汤二方，汇通用之，可乎？"相臣先生曰："得之矣。此良方也，服之必效。"弟遂师二方之义，用生怀山药八钱，生白术、净萸肉、生鸡内金、生龙骨、生牡蛎、鲜石斛各三钱，丹参四钱。连服四剂，请证皆大轻减。又于原方加三棱、莪术（十全育真汤中用此二药者，因虚劳之证多血痹也）各一钱，粉丹皮、地骨皮各二钱。又连服八剂，诸病悉退，饮食增加，今已完全成功矣。此病治愈之后，恒喜不成寝，玩索筹思，始悟《衷中参西录》有曰："至哉坤元，万物资生。"此言天地间之万物，其不借土德而生长，而人之脏腑气血亦莫不借脾土而生长也。由此，知我兄不徒精医李，而尤深《易》理。阐前人之未发，启后人之蒙昧，《衷中参西录》一书诚于医界大有裨益。医界同人果皆于此书精心研究，医学何患

不振兴哉（本案为他人所治，编者注）。（《医学衷中参西录·李品三来函》）

○ 其所最效者，用十全育真汤治愈同学朱风岩之夫人虚劳病。此病曾经汉皋著名西医江徐二君诊治年余，化费千元，不但无效，而且备后事矣。青见其所患与十全育真汤主治之病相同，为书原方［野台参四钱、生黄芪四钱、生山药四钱、知母四钱、玄参四钱、生龙骨（捣细）四钱、生牡蛎（捣细）四钱、丹参二钱、三棱钱半、莪术钱半。主治虚劳，脉弦数细微，肌肤甲错，形体羸瘦，饮食不壮筋力，或自汗，或咳逆，或喘促，或寒热不时，或多梦纷纭，精气不固。编者注］服之。四剂病若失，群惊为神。因将《衷中参西录》遍示众人，即迷信西医者阅之，无不服夫子立方之善，医学之精矣（本案为他人所治，编者注）。（《医学衷中参西录·萧介青来函》）

○ 天津二区宁氏妇，年近四旬，家病虚劳，偶因劳碌过甚益增剧。

［**病因**］处境不顺，家务劳心，饮食减少，浸成虚劳，已病倒卧懒起床矣。又因讼事，强令公堂对质，劳苦半日，归家病大加剧。

［**证候**］卧床闭目，昏昏似睡，呼之眼微开不发言语，有若能言而甚懒于言者。其面色似有浮热，体温三十八度八分，问其心中发热乎？觉怔忡乎？皆颔之。其左脉浮而弦硬，右脉浮而芤，皆不任重按，一息六至。两日之间，惟少饮米汤，大便数日未行，小便亦甚短少。

［**诊断**］即其脉之左弦右芤，且又浮数无根，知系气血亏极有阴阳不相维系之象。是以阳气上浮而面热，阳气外越而身热，此乃虚劳中极危险之证也。所幸气息似稍促而不至于喘，虽有咳嗽亦不甚剧，知尤可治。斯当培养其气血，更以收敛气血之药佐之，俾其阴阳互相维系，即可安然无虞矣。

［**处方**］野台参四钱、生怀山药八钱、净萸肉八钱、生龙骨（八钱捣碎）大甘枸杞六钱、甘草二钱、生怀地黄六钱、玄参五钱、沙参五钱、生赭石（五钱轧细）、生杭芍四钱。共煎汤一大盅，分两次温饮下。

复诊　将药连服三剂，已能言语，可进饮食，浮越之热已敛，温度下降至三十七度六分，心中已不发热，有时微觉怔忡，大便通下一次，小便亦利，遂即原方略为加减俾再服之。

　　[**处方**]　野台参四钱、生怀山药一两、大甘枸杞八钱、净萸肉六钱、生怀地黄五钱、甘草二钱、玄参五钱、沙参五钱、生赭石（四钱轧细）、生杭芍三钱、生鸡内金（钱半黄色的捣）。共煎汤一大盅，温服。

　　[**方解**]　方中加鸡内金者，因虚劳之证，脉络多瘀，《金匮》所谓血痹虚劳也。用鸡内金以化其血痹，虚劳可以除根，且与台参并用，又能运化参之补力不使作胀满也。

　　[**效果**]　将药连服四剂，新得之病痊愈，其素日虚劳未能尽愈。俾停服汤药，日用生怀山药细末煮粥，少加白糖当点心服之。每服时送服生鸡内金细末少许，以善其后。（《医学衷中参西录·虚劳喘嗽门·虚劳兼劳碌过度》）

　　○一媪，年六十二，资禀素羸弱。偶当外感之余，忽然妄言妄见，惊惧异常，手足扰动，饥渴不敢饮食，少腹塌陷，胸膈突起。脉大于平时一倍，重按无力。知系肝肾大虚，冲气上逆，痰火上并，心神扰乱也。投以此汤（龙蚝理痰汤：清半夏四钱、生龙骨六钱、生牡蛎六钱、生赭石三钱、朴硝二钱、黑芝麻三钱、柏子仁三钱、生杭芍三钱、陈皮二钱、茯苓二钱。主治因思虑生痰，因痰生热，神志不宁。编者注），去朴硝，倍赭石，加生山药、山萸肉（去净核）、生地黄各六钱，又磨取铁锈水煎药（理详第七卷一味铁养汤下），一剂即愈。又服一剂，以善其后。（《医学衷中参西录·治痰饮方·龙蚝理痰汤》）

　　○邑六间房庄王氏女，年二十余，心中寒凉，饮食减少，延医服药，年余无效，且益羸瘦。后愚诊视，其左脉微弱不起，断为肝虚证。其父知医，疑而问曰："向延医诊治，皆言脾胃虚弱，相火衰损，故所用之方皆健脾养胃，补助相火，曾未有言及肝虚者，先生独言肝虚，但因左脉之微弱乎？抑别有所见而云然乎？"答曰："肝脏之位置虽居于右，而其气化实先行于左，试问病人，其左半身必觉有不及右半身处，是其明征也。"询之，果觉坐时左半身下坠，卧时不敢向左侧，其父方信愚言，求为疏方。遂用生黄芪八钱，柴胡、川芎各一钱，干姜三钱，煎汤饮下，须臾左侧即可安卧，又服数剂，诸病皆愈。

惟素有带证尚未除，又于原方加牡蛎数钱，服数剂带证亦愈。其父复疑而问曰："黄芪为补肺脾之药，今先生用以补肝，竟能随手奏效，其义何居？"答曰："同声相应，同气相求，孔子之言也。肝属木而应春令，其气温而性喜条达，黄芪之性温而上升，以之补肝原有同气相求之妙用。愚自临证以来，凡遇肝气虚弱不能条达，用一切补肝之药皆不效，重用黄芪为主，而少佐以理气之品，服之覆杯即见效验，彼谓肝虚无补法者，原非见道之言也。"

《本经》谓黄芪主大风者，诚见其效。(《医学衷中参西录·黄芪解》)

○ 又十年春，族弟妇产后虚羸少食，迁延月余，渐至发灼、自汗、消瘦、乏气、干呕、头晕等症，此方书所谓蓐劳也。经医四人治不效，并添颧红作泻。适生自安东归，为之诊视，六脉虚数。检阅所服之方，有遵《金鉴》三合饮者，有守用养荣汤者，要皆平淡无奇。然病势至此，诚难入手，幸脉虽虚数，未至无神，颧虽红，犹不抟聚（若抟聚则阴阳离矣，不抟聚是阴阳犹未离），似尚可治。此盖素即阴虚，又经产后亡血，气亦随之，阴不中守，阳不外固，故汗出气乏；其阴阳不相维系，阴愈亏而阳愈浮，故发烧咳嗽头晕。其颧红者，因其部位应肾，肾中真阳上浮，故发现于此，而红且热也。其消瘦作泻者，以二阳不纳，无以充肌肉，更不特肾阴虚，而脾阴胃液均虚，中权失司，下陷不固，所必然者。此是病之原委软。再四思维，非《衷中参西录》资生汤（生山药一两、玄参五钱、於术三钱、生鸡内金二钱、牛蒡子三钱。主治痨瘵羸弱已甚，饮食减少，喘促咳嗽，身热脉虚数者，亦治女子血枯不月。编者注）不可。遂处方用生怀山药二两，於术三钱，玄参四钱，鸡内金、牛蒡子各二钱，外加净萸肉、龙骨、牡蛎各五钱，止汗并以止泻。五剂后，汗与泻均止，饮食稍进，惟干咳与发热仅去十之二三。又照原方加粉甘草、天冬、生地等味，连服七剂。再照方减萸肉，加党参二钱，服四剂后，饮食大进，并能起坐矣。惟经尚未行。更按资生汤原方，加当归四钱。服数剂后，又复少有加减，一月经脉亦通（本案为他人所治，编者注）。（《医学衷中参西录·万泽东来函》）

腿　痛

〇奉天本溪湖煤铁公司科员王云生，年四十余，两胁下连腿作疼，其疼剧之时，有如锥刺，且尿道艰涩滴沥，不能成溜，每小便一次，须多半点钟，其脉亦右部如常，左部微弱。亦投以曲直汤（净萸肉一两、知母六钱、生明乳香三钱、生明没药三钱、当归三钱、丹参三钱。主治肝虚腿疼，左部脉微弱者。编者注），加生黄芪八钱，续断三钱，一剂其疼减半，小便亦觉顺利。再诊之，左脉较前有力。又按原方略为加减，连服二十余剂，胁与腿之疼皆愈，小便亦通利如常。盖两胁为肝之部位，肝气壮旺上达，自不下郁而作疼。至其小便亦通利者，因肾为二便之关，肝气既旺，自能为肾行气也（古方书有肝行肾之气之语）。

按：山茱萸得木气最厚，酸性之中大具开通之力，以木性喜条达故也。《神农本经》谓主寒湿痹，诸家本草多谓其能通利九窍，其性不但补肝，而兼能利通气血可知，若但视为收涩之品，则浅之乎视山茱萸矣。特是其核与肉之性相反，用者须加审慎，千万将核去净。有门人张甲升亦有重用山萸肉治愈腿疼之案，附载于加味补血汤（在第七卷）后，可参观。再合之拙拟既济汤、来复汤（皆在第一卷）后，所载重用萸肉治验之案，则山萸肉之功用，不几令人不可思议哉！

乳香、没药不但流通经络之气血，诸凡脏腑中有气血凝滞，二药皆能流通之。医者但知其善入经络，用之以消疮疡，或外敷疮疡，而不知用之以调脏腑之气血，斯岂知乳香、没药者哉。(《医学衷中参西录·治气血郁滞肢体疼痛方·曲直汤》)

痿　证

○一妇人，年三十余。得下痿证，两腿痿废，不能屈伸，上半身常常自汗，胸中短气，少腹下坠，小便不利，寝不能寐。延医治疗数月，病势转增。诊其脉细如丝，右手尤甚。知其系胸中大气下陷，欲为疏方，病家疑而问曰："大气下陷之说，从前医者皆未言及。然病之本源既为大气下陷，何以有种种诸证乎？"答曰：人之大气虽在胸中，实能统摄全身，今因大气下陷，全身无所统摄，肢体遂有废而不举之处，此两腿之所以痿废也。其自汗者，大气既陷，外卫之气亦虚也。其不寐者，大气既陷，神魂无所依附也。小便不利者，三焦之气化不升则不降，上焦不能如雾，下焦即不能如渎也。至于胸中短气，少腹下坠，又为大气下陷之明征也。遂治以升陷汤（生箭芪六钱、知母三钱、柴胡一钱五分、桔梗一钱五分、升麻一钱。主治胸中大气下陷，气短不足以息，或努力呼吸，有似乎喘；或气息将停，危在顷刻。编者注），因其自汗，加龙骨、牡蛎（皆不用煅）各五钱，两剂汗止，腿稍能屈伸，诸病亦见愈。继服拙拟理郁升陷汤（生黄芪六钱、知母三钱、当归身三钱、桂枝尖一钱半、柴胡钱半、乳香不去油三钱、没药不去油三钱。主治治胸中大气下陷，又兼气分郁结，经络滞淤者。编者注）数剂，两腿渐能着力。然痿废既久，病在筋脉，非旦夕所能脱然。俾用舒筋通脉之品，制作丸药，久久服之，庶能痊愈。(《医学衷中参西录·治大气下陷方·升陷汤》)

奔　豚

○一人，年近五旬，心中常常满闷，呕吐痰水。时觉有气起自下焦，上冲胃口。其脉弦硬而长，右部尤甚，此冲气上冲，并迫胃气上逆也。问其大便，言甚干燥。遂将方中（镇摄汤：野台参五钱、生赭石五钱、生芡实五钱、生山药五钱、萸肉五钱、清半夏二钱、茯苓二钱。主治胸膈满闷，其脉大而弦，按之似有力，非真有力，此脾胃真气外泄，冲脉逆气上干之证，慎勿作实证治之。编者注）赭石改作一两，又加知母、生牡蛎各五钱，厚朴、苏子各钱半，连服六剂痊愈。（《医学衷中参西录·治阴虚劳热方·镇摄汤》）

○ 张继武，住天津河东吉家胡同，年四十五岁，业商，得冲气上冲兼奔豚证。

[**病因**] 初秋之时，患赤白痢证，医者两次用大黄下之，其痢愈而变为此证。

[**证候**] 每夜间当丑寅之交，有气起自下焦挟热上冲，行至中焦觉闷而且热，心中烦乱，迟十数分钟其气上出为呃，热即随之消矣。其脉大致近和平，惟两尺稍浮，按之不实。

[**诊断**] 此因病痢时，连服大黄下之，伤其下焦气化，而下焦之冲遂挟肾中之相火上冲也。其在丑寅之交者，阳气上升之时也。宜用仲师桂枝加桂汤加减治之。

[**处方**] 桂枝尖四钱、生怀山药一两、生芡实（捣碎）六钱、清半夏（水洗三次）四钱、生杭芍四钱、生龙骨（捣碎）四钱、生牡蛎（捣碎）四钱、生麦芽三钱、生鸡内金（黄色的捣）二钱、黄柏二钱、甘草二钱。

共煎汤一大盅，温服。

[**效果**] 将药煎服两剂，病愈强半，遂即原方将桂枝改用三钱，又加净萸肉、甘枸杞各四钱，连服三剂痊愈。

[**说明**] 凡气之逆者可降，郁者可升，惟此证冲气挟相火上冲，则升降皆无所施。桂枝一药而升降之性皆备，凡气之当升者遇之则升，气之当降者遇之则降，此诚天生使独而为不可思议之妙药也。山药、芡实皆能补肾，又皆能敛戢下焦气化；龙骨、牡蛎亦收敛之品，然敛正气

而不敛邪气，用于此证初无收敛过甚之虞，此四药并用，诚能于下焦之气化培养而镇安之也。用芍药、黄柏者，一泻肾中之相火，一泻肝中之相火，且桂枝性热，二药性凉，凉热相济，方能奏效。用麦芽、鸡内金者，所以运化诸药之力也。用甘草者，欲以缓肝之急，不使肝木助气冲相火上升也。至于服药后病愈强半，遂减轻桂枝加萸肉、枸杞者，俾肝肾壮旺自能扫除病根。至医界同人，或对于桂枝升降之妙用而有疑义者，观本书三期二卷参赭镇气汤后所载单用桂枝治愈之案自能了然。（《医学衷中参西录·气病门·冲气上冲兼奔豚》）

脉 弦 硬

○ 杨德俊疯狂温病，愈后，变成脉弦硬，用生赭石两半，龙骨、牡蛎各八钱，杭芍、花粉各四钱，半夏、菖蒲各三钱，远志、甘草各二钱，服一剂而愈。（《医学衷中参西录·治愈笔记》）

第二节 妇科医案

月经量多

○ 鄂督王子春将军之如夫人，年十九岁，因殇子过痛，肝气不畅，经水行时多而且久，或不时漏下。前服逍遥、归脾等药，皆无效。诊其脉，左关尺及右尺皆浮弦，一息五至强。口干不思食，腰疼无力。乃血亏而有热也。遵将女科调经门安冲汤（炒白术六钱、生黄芪六钱、生龙骨捣细六钱、生牡蛎捣细六钱、大生地六钱、生杭芍三钱、海螵蛸捣细四钱、茜草三钱、川续断四钱。主治月经量多、崩漏、月经淋漓不断。编者注）去芪、术，加麦冬、霍石斛、香附米，俾服之。二剂血止，六剂后食最增加，口干腰疼皆愈。继将汤剂制作丸药，徐徐服之，月事亦从此调矣（本案为他人所治，编者注）。（《医学衷中参西录·宗弟相臣来函》）

○ 沈阳县尹朱公之哲嗣际生，愚之门生也。黎明时来院叩门，言其夫人因行经下血不止，精神昏愦，气息若无。急往诊视，六脉不全仿佛微动，急用生黄芪、野台参、净萸肉各一两，煅龙骨、煅牡蛎各八钱，煎汤灌下，血止强半，精神见复，过数点钟将药剂减半，又加生怀山药一两，煎服痊愈。(《医学衷中参西录·黄芪解》)

月经淋漓不断

○ 天津赵稚堂君夫人，年四十余岁，行经过期不止，诸治不效，延弟诊视。见两部之脉皆微细无力，为开固冲汤（白术一两、生黄芪六钱、龙骨八钱、牡蛎八钱、山茱萸八钱、生杭芍四钱、海螵蛸四钱、茜草三钱、棕边炭二钱、五倍子五分。主治妇女血崩。编者注）原方予之，服数剂即全收功。因思如此年岁，血分又如此受伤，谅从此断生育矣。不意年余又产一子，安然无恙。盖因固冲汤止血兼有补血之功也（本案为他人所治，编者注）。(《医学衷中参西录·李曰纶来函》)

○ 一妇人，年三十余。夫妻反目，恼怒之余，经行不止，且又甚多。医者用十灰散加减，连服四剂不效。后愚诊视，其右脉弱而且濡。询其饮食多寡，言分毫不敢多食，多即泄泻。遂投以此汤（安冲汤：炒白术六钱、生黄芪六钱、生龙骨捣细六钱、生牡蛎捣细六钱、大生地六钱、生杭芍三钱、海螵蛸捣细四钱、茜草三钱、川续断四钱。主治妇女经水行时多而且久，过期不止或不时漏下。编者注），去黄芪，将白术改用一两。一剂血止，而泻亦愈。又服一剂，以善其后。(《医学衷中参西录·治女科方·安冲汤》)

○ 友人刘干臣其长郎妇，经水行时，多而且久，淋漓八九日始断。数日又复如故。医治月余，初稍见轻，继又不愈。延愚诊视，观所服方，即此安冲汤(炒白术六钱、生黄芪六钱、生龙骨捣细六钱、生牡蛎捣细六钱、大生地六钱、生杭芍三钱、海螵蛸捣细四钱、茜草三钱、川续断四钱。主治妇女经水行时多而且久，过期不止或不时漏下。编者注)，去茜草、螵蛸。遂仍将二药加入,一剂即愈。又服一剂,永不反复。

干臣疑而问曰:茜草、螵蛸,治此证如此效验,前医何为去之?答曰:彼但知茜草、螵蛸能通经血,而未见《内经》用此二药雀卵为丸,鲍鱼汤送下,治伤肝之病,时时前后血也。故于经血过多之证,即不敢用。不知二药大能固涩下焦,为治崩之主药也。海螵蛸为乌贼鱼骨,其鱼常口中吐墨,水为之黑,故能补益肾经,而助其闭藏之用。(《医学衷中参西录·治女科方·安冲汤》)

○又治邻村星马村刘氏妇,月信月余不止,病家示以前服之方,即拙拟安冲汤(炒白术六钱、生黄芪六钱、生龙骨捣细六钱、生牡蛎捣细六钱、大生地六钱、生杭芍三钱、海螵蛸捣细四钱、茜草三钱、川续断四钱。主治妇女经水行时多而且久,过期不止或不时漏下。编者注)去海螵蛸、茜草也,遂于原方中加此二药,服一剂即愈。俾再服一剂以善其后。病家因疑而问曰:"所加之药如此效验,前医者如何去之?"答曰:"此医者转是细心人,彼盖见此二药有能消癥瘕之说,因此生疑,而平素对于此二药又无确实经验,是以有此失也。"(《医学衷中参西录·海螵蛸、茜草解》)

闭　经

○尝治一少妇,经水两月不见,寒热往来,胁下作疼,脉甚微弱而数至六至。询之常常短气,投以理郁升陷汤(生黄芪六钱、知母三钱、当归身三钱、桂枝尖一钱半、柴胡钱半、乳香不去油三钱、没药不去油三钱。主治胸中大气下陷,又兼气分郁结,经络湮淤者。编者注),加龙骨、牡蛎各五钱,为脉数,又加玄参、生地、白芍各数钱,连服四剂。觉胁下开通,瘀血下行,色紫黑,自此经水调顺,诸病皆愈。盖龙骨、牡蛎性虽收涩,而实有开通之力,《本经》谓龙骨消癥瘕,而又有牡蛎之咸能软坚者以辅之,所以有此捷效也。(《医学衷中参西录·治大气下陷方·理郁升陷汤》)

○民国二年,客居大名。治一室女,痨瘵年余,月信不见,羸弱不起。询方于愚，为拟此汤（资生汤：治痨瘵羸弱已甚，饮食减少，喘促咳嗽，身热脉虚数者。亦治女子血枯不月。生山药一两、玄参五钱、於术三钱、生鸡内金二钱、牛蒡子三钱。编者注）连服数剂，饮食增多。身犹发热，加生地黄五钱，五六剂后热退，渐能起床，而腿疼不能行动。又加丹参、当归各三钱，服至十剂腿愈，月信亦见。又言有白带甚剧，向忘言及。遂去丹参加生牡蛎六钱，又将於术加倍，连服十剂带证亦愈。

○ 女子月信，若日久不见，其血海必有坚结之血。治此等证者，但知用破血通血之药，往往病犹未去，而人已先受其伤。鸡内金性甚和平，而善消有形郁积，服之既久，瘀血之坚结者，自然融化。矧此方与健脾滋阴之药同用，新血活泼滋长，生新自能化瘀也。（《医学衷中参西录·治阴虚劳热方》）

○ 又本年六月，生在辑安外岔沟缉私局充文牍，有本街邱云阁之女，年十五，天癸已至，因受惊而经闭。两阅月，发现心热、心跳、膨胀等症，经医治疗未效，更添翻胃吐食、便燥、自汗等症。又经两月，更医十数，病益剧。适友人介绍为之诊视，脉浮数而濡，尺弱于寸，面色枯槁，肢体消瘦，不能起床。盖两月间食入即吐，或俟半日许亦必吐出，不受水谷之养，并灼热耗阴，无怪其支离若是也。思之再四，此必因受惊气乱而血亦乱，遂至遏其生机；且又在童年，血分未充，即不能应月而潮，久之不下行，必上逆，气机亦即上逆，况冲为血海，隶属阳明，阳明有升无降，冲血即随之上逆，瘀而不行，以至作灼作胀。其心跳者，为上冲之气血所扰也。其出汗吐食者，为上冲之气血所迫也。其津液因汗吐过多而消耗，所以大便干燥也。势非降逆、滋阴、镇心、解瘀之药并用不可。查《衷中参西录》第二卷参赭镇气汤及参赭培气汤二方，实为治斯证之津梁，爰即二方加减：赭石两半，当归、净萸肉、龙骨、牡蛎各五钱，白芍、肉苁蓉、党参、天冬、生鸡内金各三钱，磨取铁锈之水煎服。一剂病似觉甚，病家哗然，以为药不对证，欲另延医。

惟介绍人主持甚力，勉又邀生再诊，此中喧变生固未之知也。既诊脉如故，决无病进之象。后闻有如此情形，生亦莫解。因反复思之，恍悟此必胃虚已极，兼胃气上逆过甚，遽投以如此重剂，其胃虚不能运化，气逆更多冲激，想有一番瞑眩，故病似加重也。于斯将原方减半，煎汤一盅，又分两次温服下，并送服柿霜三钱。其第一次服，仍吐药一半，二次即不吐。服完此剂后，略进薄粥，亦未吐。病家始欢然相信。又连服三剂，汗与吐均止，心跳膨胀亦大见轻，惟灼热犹不甚减。遂去净萸肉、龙骨、牡蛎，加生地、玄参各四钱，服五剂后，灼热亦愈强半。如此加减服之，一月后遂能起床矣。适缉私局长调换，生将旋里，嘱其仍守服原方，至诸病痊愈后可停药勿服，月事至期亦当自至也（本案为他人所治，编者注）。（《医学衷中参西录·万泽东来函》）

崩　漏

○斯年初秋，佃户李姓之女，年十七岁，下血不止，面唇皆白，六脉细数。治以安冲汤（炒白术六钱、生黄芪六钱、生龙骨捣细六钱、生牡蛎捣细六钱、大生地六钱、生杭芍三钱、海螵蛸捣细四钱、茜草三钱、川续断四钱。主治妇女经水行时多而且久，过期不止或不时漏下。编者注），重用山萸肉，三剂而愈（本案为他人所治，编者注）。（《医学衷中参西录·孙香荪来函》）

○天津二区，徐姓妇人，年十八岁，得血崩证。

[**病因**] 家庭不和，激动肝火，因致下血不止。

[**证候**] 初时下血甚多，屡经医治，月余血虽见少，而终不能止。脉象濡弱，而搏近五至。呼吸短气，自觉当呼气外出之时，稍须努力，不能顺呼吸之自然，过午潮热，然不甚剧。

[**诊断**] 此胸中大气下陷，其阴分兼亏损也。为其大气下陷，所以呼气努力，下血不止。为其阴分亏损，所以过午潮热。宜补其大气，滋其真阴，而兼用升举固涩之品方能治愈。

［处方］生箭芪一两、白术（炒）五钱、大生地一两、龙骨（煅捣）一两、牡蛎（煅捣）一两、天花粉六钱、苦参四钱、黄柏四钱、柴胡三钱、海螵蛸（去甲）三钱、茜草二钱，西药麦角中者一个，搀乳糖五分。共研细，将中药煎汤两大盅，分两次服，麦角末亦分两次送服。

［效果］煎服一剂，其血顿止，分毫皆无，短气与潮热皆愈。再为开调补气血之剂，俾服数剂以善其后。(《医学衷中参西录·妇女科·血崩证》)

○ 小儿荫潮在京，曾治广西黄姓妇人，患血崩甚剧。投以固冲汤（白术一两、生黄芪六钱、龙骨八钱、牡蛎八钱、山茱萸八钱、生杭芍四钱、海螵蛸四钱、茜草三钱、棕边炭二钱、五倍子五分。主治妇女血崩。编者注）未效。遂加柴胡二钱，助黄芪以升提气化，服之即愈（本案为他人所治，编者注）。因斯知病非由于肝气冲者，亦宜加柴胡于方中也。(《医学衷中参西录·论血崩治法》)

○ 忆在籍时，曾治沧州董姓妇人，患血崩甚剧。其脉象虚而无力，遂重用黄芪、白术，辅以龙骨、牡蛎、萸肉诸收涩之品，服后病稍见愈，遂即原方加海螵蛸四钱，茜草二钱，服后其病顿愈，而分毫不见血矣。愚于斯深知二药止血之能力，遂拟得安冲汤（炒白术六钱、生黄芪六钱、生龙骨捣细六钱、生牡蛎捣细六钱、大生地六钱、生杭芍三钱、海螵蛸捣细四钱、茜草三钱、川续断四钱。主治妇女经水行时多而且久，过期不止或不时漏下。编者注）、固冲汤（白术一两、生黄芪六钱、龙骨八钱、牡蛎八钱、山茱萸八钱、生杭芍四钱、海螵蛸四钱、茜草三钱、棕边炭二钱、五倍子五分。主治妇女血崩。编者注）二方，于方中皆用此二药，登于处方编中以公诸医界。(《医学衷中参西录·海螵蛸、茜草解》)

有用此方（固冲汤：白术一两、生黄芪六钱、龙骨八钱、牡蛎八钱、山茱萸八钱、生杭芍四钱、海螵蛸四钱、茜草三钱、棕边炭二钱、五倍子五分。主治妇女血崩。编者注）嫌螵蛸、茜草有消瘀之力，而减去之者，服药数剂无效，求愚为之诊治。俾服原方，一剂而愈。医者与病家，皆甚诧异。愚曰："海螵蛸即乌贼骨。茜草即蘆茹（诗经作茹蘆）。《内经》四乌贼骨一蘆茹丸，以雀卵鲍鱼汤送下，原治伤肝之病，时时前后血。固冲汤中用此，实遵《内经》之旨也。

按：此方肝气冲者，宜加柴胡；即非肝气冲者，亦可加柴胡。（《医学衷中参西录·论血崩治法》）

带 下 病

○沧州西关陈氏妇，过门久不育，白带证甚剧。为制此丸［清带丸：龙骨、牡蛎皆煅透，等份为细末，和以西药骨湃波拔尔撒谟（亦名哥拜巴脂）为丸，黄豆粒大，每服十丸，日两次。编者注］，服之即愈，未逾年即生子矣。

近阅《杭州医报》，载有俗传治白带便方，用绿豆芽连头根三斤，洗净，加水两大碗，煎透去渣，加生姜汁三两、黄蔗糖四两，慢火收膏，每晨开水冲服。约十二日服一料，服至两料必愈。

按：此方用之数次，颇有效验。（《医学衷中参西录·论带证治法》）

○一妇人，年二十余，患白带甚剧，医治年余不愈。后愚诊视，脉甚微弱。自言下焦凉甚，遂用此方（清带汤：生山药一两、生龙骨捣细六钱、生牡蛎捣细六钱、海螵蛸四钱、茜草三钱。主治妇女赤白带下。编者注），加干姜六钱，鹿角霜三钱，连服十剂痊愈。（《医学衷中参西录·治女科方·清带汤》）

○邑北境大仁村刘氏妇，年二十余，身体羸弱，心中常觉寒凉，下白带甚剧，屡治不效，脉甚细弱，左部尤甚。投以生黄芪、生牡蛎各八钱，干姜、白术、当归各四钱，甘草二钱，数剂痊愈。盖此证因肝气太虚，肝中所寄之相火亦虚，因而气化下陷，湿寒下注而为白带。故重用黄芪以补肝气，干姜以助相火，白术扶土以胜湿，牡蛎收涩以固下，更加以当归之温滑，与黄芪并用，则气血双补，且不至有收涩太过之弊

（在下者引而竭之），甘草之甘缓，与干姜并用，则热力绵长，又不至有过热僭上之患，所以服之有捷效也。（《医学衷中参西录·黄芪解》）

○ 又本邑一少妇，累年多病，身形羸弱，继又下白带甚剧，屡经医治不效。诊其脉迟弱无力，自觉下焦凉甚，治以清带汤，为加干姜六钱、鹿角胶三钱、炙甘草三钱，连服十剂痊愈。统以上经验观之，则海螵蛸、茜草之治带下不又确有把握哉。至其能消癥瘕与否，因未尝单重用之，实犹欠此经验而不敢遽定也。（《医学衷中参西录·海螵蛸茜草解》）

○ 又一媪年六旬。患赤白带下，而赤带多于白带，亦医治年余不愈。诊其脉甚洪滑，自言心热头昏，时觉眩晕，已半载未起床矣。遂用此方（清带汤：生山药一两、生龙骨捣细六钱、生牡蛎捣细六钱、海螵蛸四钱、茜草三钱。主治妇女赤白带下。编者注），加白芍六钱，数剂白带不见，而赤带如故，心热、头眩晕亦如故。又加苦参、龙胆草、白头翁各数钱。连服七八剂，赤带亦愈，而诸疾亦遂痊愈。自拟此方以来，用治带下，愈者不可胜数。而独载此两则者，诚以二证病因寒热悬殊，且年少者用此方，反加大热之药，年老者用此方，反加苦寒之药。欲临证者，当知审证用药，不可拘于年岁之老少也。

按：白头翁不但治因热之带证甚效也。邑治东二十里，有古城址基，周十余里，愚偶登其上，见城背阴多长白头翁，而彼处居人未之识也，遂剖取其鲜根，以治血淋、溺血与大便下血之因热而得者甚效，诚良药也。是以仲景治厥阴热痢有白头翁汤也。愚感白头翁具此良材，而千百年埋没于此不见用，因作俚语以记之曰：白头翁住古城阴，埋没英材岁月深，偶遇知音来劝驾，出为斯世起疴沉。

带证，若服此汤未能除根者，可用此汤送服秘真丹（在第二卷）一钱。（《医学衷中参西录·治女科方·清带汤》）

○ 至于海螵蛸、茜草之治带证，愚亦有确实经验。初临证时，以妇女之带证原系微末之疾，未尝注意，后治一妇人，因病带已不起床，初次为疏方不效，后于方中加此二药遂大见效验，服未十剂，脱然痊愈。于斯愚拟得清带汤方，此二药与龙骨、牡蛎、山药并用，登于处方编中为治带证的方。

○ 后在沧州治一媪年近六旬，患带下赤白相兼，心中发热，头目眩晕，已半载不起床矣。诊其脉甚洪实，遂于清带汤中加苦参、龙胆草、白头翁各数钱，连服八剂痊愈，心热眩晕亦愈。(《医学衷中参西录·海螵蛸茜草解》)

胎　漏

○ 黄芪升补之力，尤善治流产、崩滞。

县治西傅家庄王耀南夫人，初次受妊，五月滑下，二次受妊至六七月时，觉下坠见血。其时正为其姑治病，其家人仓猝求为治疗，急投以生黄芪、生地黄各二两，白术、净萸肉、煅龙骨、煅牡蛎各一两，煎汤一大碗顿服之，胎气遂安，又将药减半，再服一剂以善其后。至期举一男，强壮无恙。(《医学衷中参西录·黄芪解》)

妊娠温病

○ 天津北阁西，董绍轩街长之夫人，年三十四岁，怀妊，感受温病兼有痰作喘。

[病因] 受妊已逾八月，心中常常发热。时当季春，喜在院中乘凉，为风袭遂成此证。

[证候] 喘息有声，呼吸迫促异常，昼夜不能少卧，心中烦躁。舌苔白厚欲黄。左右寸脉皆洪实异常，两尺则按之不实，其数八至。大便干燥，小便赤涩。

[诊断] 此证前因医者欲治其喘，屡次用麻黄发之。致其元气将脱，又兼外感之热已入阳明。其实热与外感之气相并上冲，是以其脉上盛下

虚，喘逆若斯迫促，脉七至即为绝脉，今竟八至恐难挽回。欲辞不治而病家再三恳求，遂勉为拟方。以清其热，止其喘，挽救其气化之将脱。

[**处方**] 净萸肉一两、生怀地黄一两、生龙骨（捣碎）一两、生牡蛎（捣碎）一两。

将四味煎汤，送服生石膏细末三钱，迟五点钟若热犹不退。煎渣再服，仍送服生石膏细末三钱。

复诊 服药头煎、次煎后，喘愈强半，遂能卧眠，迨至黎明胎忽滑下，且系死胎。再诊其脉较前更数，一息九至，然不若从前之滑实，而尺脉则按之即无。其喘似又稍剧，其心中烦躁依旧，且觉怔忡，不能支持。此乃肝肾阴分大亏，不能维系阳分而气化欲涣散也。当峻补肝肾之阴兼清外感未尽之余热。

[**处方**] 生怀山药六两、玄参两半、熟鸡子黄（捻碎）六个、真西洋参（捣为粗末）二钱。

先将山药煎十余沸，再入玄参、鸡子黄煎汤一大碗，分多次徐徐温饮下。每饮一次，送服洋参末少许，饮完再煎渣取汤接续饮之，洋参末亦分多次送服，勿令余剩。

三诊 翌日又为诊视，其脉已减去三至为六至，尺脉按之有根，知其病已回生。问其心中已不怔忡，惟其心中犹觉发热，此非外感之热，乃真阴未复之热也。当纯用大滋真阴之品以复其阴。

[**处方**] 玄参三两、生怀山药两半、当归四钱、真西洋参（捣为粗末）二钱。

将前三味共煎汤一大碗，分多次温饮下。每饮一次送服洋参末少许。

四诊 前方服一剂，心中已不觉热，惟腹中作疼，问其恶露所下甚少，当系瘀血作疼。治以化瘀血之品，其疼当自愈。

[**处方**] 生怀山药一两、当归五钱、怀牛膝五钱、生鸡内金（黄色的捣）二钱。桃仁二钱、红花钱半、真西洋参（捣为粗末）二钱。将前

六味共煎汤一大盅，送服洋参末一半，至煎渣服时再送服余一半。

[效果] 前方日服一剂，服两日病遂痊愈。

或问：他方用石膏皆与诸药同煎，此证何以独将石膏为末送服？答曰：石膏原为石质重坠之品，此证之喘息迫促，呼吸惟在喉间，分毫不能下达，几有将脱之势。石膏为末服之，欲借其重坠之力以引气下达也。且石膏末服，其退热之力一钱可抵半两，此乃屡经自服以试验之。而确能知其如斯，此证一日服石膏末至六钱，大热始退。若用生石膏三两，同诸药煎汤，病家将不敢服，此为救人计，不得不委曲以行其术也。

或问：产后忌用寒凉，第三方用于流产之后，方中玄参重用三两，独不虑其过于苦寒乎？答曰：玄参细嚼之其味甘而微苦，原甘凉滋阴之品，实非苦寒之药。是以《神农本草经》谓其微寒，善治产乳余疾，故产后忌用凉药而玄参则毫无所忌也。且后世本草谓大便滑泻者忌之，因误认其为苦寒也。而此证服过三两玄参之后，大便仍然干燥，则玄参之性可知矣。

或问：此证之胎已逾八月，即系流产，其胎应活，何以产下竟为死胎？答曰：胎在腹中，原有脐呼吸，实借母之呼吸以为呼吸，是以凡受妊者其吸入之气，可由任脉以达于胎儿脐中。此证因吸入之气分毫不能下达，则胎失所荫，所以不能资生也。为其不能资生，所以下降，此非因服药而下降也。(《医学衷中参西录·妇女科·怀妊得温病兼痰喘》)

滑　胎

○ 曾治一少妇，其初次有妊，五六月而坠。后又有妊，六七月间，忽胎动下血，急投以生黄芪、生地黄各二两，白术、山萸肉（去净核）、龙骨（煅捣）、牡蛎（煅捣）各一两，煎汤一大碗，顿服之，胎气遂安。将药减半，又服一剂。后举一男，强壮无恙。(《医学衷中参西录·治女科方·寿胎丸》)

产后血崩

○ 又族姊适徐姓，年三十余。有妊流产，已旬日矣，忽然下血甚多，头晕腹胀，脉小无力。知为冲脉滑脱之征。予以《衷中参西录》固冲汤（白术一两、生黄芪六钱、龙骨八钱、牡蛎八钱、山茱萸八钱、生杭芍四钱、海螵蛸四钱、茜草三钱、棕边炭二钱、五倍子五分。主治妇女血崩。编者注），加柴胡钱半，归身二钱，服药三剂即止。俾继服坤顺至宝丹以善其后。
（《医学衷中参西录·相臣哲嗣毅武来函》）

产后下血

○ 天津河东十字街东，李氏妇，年近四旬，得产后下血证。

[**病因**] 身形素弱，临盆时又劳碌过甚，遂得斯证。

[**证候**] 产后未见恶露，纯下鲜血。屡次延医服药血终不止。及愚诊视，已廿八日矣。其精神衰惫，身体羸弱，周身时或发灼，自觉心中怔忡莫支。其下血剧时腰际疼甚，呼吸常觉短气，其脉左部弦细，右部沉虚，一分钟八十二至。

[**诊断**] 即此脉证细参，当系血下陷气亦下陷。从前所服之药，但知治血，不知治气，是以屡次服药无效。此当培补其气血，而以收敛固涩之药佐之。

[**处方**] 生箭芪一两、当归身一两、生怀地黄一两、净萸肉八钱、生龙骨（捣碎）八钱、桑叶十四片、广三七（细末）三钱。

药共七味，将前六味煎汤一大盅，送服三七末一半，至煎渣再服时，仍送服其余一半。

[**方解**] 此乃傅青主治老妇血崩之方。愚又为之加生地黄、萸肉、龙骨也。其方不但善治老妇血崩，即用以治少年者亦效。初但用其原方，后因治一壮年妇人患血崩甚剧，投以原方不效，且服药后心中觉热，遂即原方为加生地黄一两则效。从此愚再用其方时，必加生地黄

一两，以济黄芪之热，皆可随手奏效。今此方中又加萸肉、龙骨者，因其下血既久，下焦之气化不能固摄，加萸肉、龙骨所以固摄下焦之气化也。

复诊 服药两剂，下血与短气皆愈强半，诸病亦皆见愈，脉象亦有起色。而起坐片时自觉筋骨酸软，此仍宜治以培补气血，固摄下焦气化，兼壮筋骨之剂。

[**处方**] 生箭芪一两、龙眼肉八钱、生怀地黄八钱、净萸肉八钱、胡桃肉五钱、北沙参五钱、升麻一钱、鹿角胶三钱。

药共八味，将前七味煎汤一大盅，鹿角胶另炖化兑服。方中加升麻者，欲以助黄芪升补气分使之上达，兼以升提血分使不下陷也。

三诊 将药连服三剂，呼吸已不短气，而血分则犹见少许，然非鲜血而为从前未下之恶露，此吉兆也。若此恶露不下，后必为恙。且又必须下净方妥，此当兼用化瘀之药以催之速下。

[**处方**] 生箭芪一两、龙眼肉八钱、生怀地黄八钱、生怀山药六钱、胡桃肉五钱、当归四钱、北沙参三钱、鹿角胶四钱、广三七（细末）三钱。

药共九味，先将前七味煎汤一大盅，鹿角胶另炖化兑汤药中，送服三七末一半，至煎渣再服时，仍将所余之鹿角胶炖化兑汤药中，送服所余之三七末。

[**方解**] 按：此方欲用以化瘀血，而不用桃仁、红花诸药者，恐有妨于从前之下血也。且此方中原有善化瘀血之品，鹿角胶、三七是也。盖鹿角之性原善化瘀生新，熬之成胶其性仍在。前此之恶露自下，实多赖鹿角胶之力，今又助之以三七，亦化瘀血不伤新血之品。连服数剂，自不难将恶露尽化也。

[**效果**] 将药连服五剂，恶露下尽，病遂痊愈。（《医学衷中参西录·妇女科·产后下血》）

○ 一妇人，年二十余。小产后数日，恶露已尽，至七八日，忽又下血。延医服药，二十余日不止。诊其脉洪滑有力，心中热而且渴。疑其夹杂外感，询之身不觉热，又疑其血热妄行，遂将方中生地改用一两，又加知母一两，服后血不止，而热渴亦如故。因思此证，实兼外感无疑。遂改用白虎加人参汤以山药代粳米。方中石膏重用生者三两。煎汤两盅，分两次温饮下。外感之火遂消，血亦见止。仍与安冲汤（炒白术六钱、生黄芪六钱、生龙骨捣细六钱、生牡蛎捣细六钱、大生地六钱、生杭芍三钱、海螵蛸捣细四钱、茜草三钱、川续断四钱。主治妇女经水行时多而且久，过期不止或不时漏下。编者注），一剂遂痊愈。又服数剂，以善其后。（《医学衷中参西录·治女科方·安冲汤》）

产后恶露不绝

○ 又天津张华亭君夫人，年二十四岁，因小产后血不止者绵延月余，屡经医治无效。诊其脉象，微细而数，为开固冲汤方（白术一两、生黄芪六钱、龙骨八钱、牡蛎八钱、山茱萸八钱、生杭芍四钱、海螵蛸四钱、茜草三钱、棕边炭二钱、五倍子五分。主治妇女血崩。编者注）。因其脉数，加生地一两。服药后，病虽见轻，而不见大功。反复思索，莫得其故。细询其药价过贱，忽忆人言此地药房所鬻黄芪，有真有假，今此方无显著之功效，或其黄芪过劣也。改用口黄芪，连服两剂痊愈（本案为他人所治，编者注）。由斯知药物必须地道真正方效也。（《医学衷中参西录·李曰纶来函》）

产后泄泻

○ 同庄张氏女，适邻村郭氏，受妊五月，偶得伤寒，三四日间，胎忽滑下。上焦燥渴，喘而且呻，痰涎壅盛，频频咳吐，延医服药，病未去而转增滑泻，昼夜十余次，医者辞不治，且谓危在旦夕。其家人惶恐，因其母家介绍迎愚诊视。其脉似洪滑，重按指下豁然，两尺尤甚，然为流产才四五日，不敢剧用山药滑石方。遂先用生山药二两，酸石榴一个，连皮捣烂，同煎汁一大碗，分三次温饮下，滑泻见愈，他病如故。再诊其脉，洪滑之力较实，因思此证虽虚，且当忌用寒凉之时，然确有外感实热，若不解其热，他病何以得愈。时届晚三句钟，病人自言每日此时潮热，又言精神困倦已极，昼夜苦不得睡。遂放胆投以生山药两半，滑石一两，生杭芍四钱，甘草三钱，煎汤一大碗，徐徐温饮下，一次止饮药一口，诚以产后脉象又虚，欲其药力常在上焦，不欲其寒凉侵下焦也。斯夜遂得安睡，渴与滑泻皆愈，喘与咳亦愈其半。又将山药、滑石各减五钱，加生龙骨、生牡蛎各八钱，一剂而愈（《医学衷中参西录·治温病方·滋阴清燥汤》中也录有本案，编者注）。（《医学衷中参西录·山药解》）

第三节　儿科医案

儿科伤寒

〇一童子年十三，于孟冬得伤寒证。七八日间，喘息鼻煽动，精神昏愦，时作谵语，所言者皆劳力之事。其脉微细而数，按之无力。欲视其舌，干缩不能外伸，启齿探视，舌皮有瘢点作黑色，似苔非苔，频饮凉水，毫无濡润之意。愚曰：此病必得之劳力之余，胸中大气下陷，故津液不能上潮，气陷不能托火外出，故脉道瘀塞。不然何以脉象若是，恣饮凉水而不滑泻乎……遂治以白虎加人参以山药代粳米汤（白虎加人参以山药代粳米汤：生石膏捣细三两、知母一两、人参六钱、生山药六钱、粉甘草三钱。上五味，用水五盅，煎取清汁三盅，先温服一盅，病愈者，停后服。若未痊愈者，过两点钟，再服一盅。主治寒温实热已入阳明之腑，燥渴嗜饮凉水，脉象细数者。编者注），煎汁一大碗，徐徐温饮下，一昼夜间连进二剂，其病遂愈。

又按：脉虚数而舌干者，大便虽多日不行，断无可下之理，即舌苔黄而且黑亦不可下。惟按上所载治法，使其大便徐徐自通，方为稳善。若大便通后，而火犹炽，舌仍干者，可用潞参一两，玄参二两煮汁，徐徐饮之，以舌润火退为度。若或因服药失宜，大便通后，遂滑泻，其虚火上逆，舌仍干者，可用拙拟滋阴固下汤（滋阴固下汤：生山药两半、怀熟地两半、野台参八钱、滑石五钱、生杭芍五钱、甘草二钱、酸石榴连皮捣烂一个。上药七味，用水五盅，先煎酸石榴十余沸，去滓再入诸药，煎汤两盅，分二次温饮下。若无酸石榴，可用煅牡蛎一两代之。汗多者，加山萸肉六钱。主治前证服药后，外感之火已消，而渴与泻仍未痊愈，或因服开破之药伤其气分，致滑泻不止；其人或兼喘逆，或兼咳嗽，或自汗，或心中怔忡者，皆宜急服此汤。编者注）去滑石，加沙参数钱。若其为日既久，外感之火全消，而舌干神昏，或呼吸之间，常若气不舒，而时作太息者，此大气因服药下陷，病虽愈而不能自复也。宜单用人参两许煎汤服之，或少加柴胡亦可。若微有余热，可加玄参佐之。（《医学衷中参西录·治伤寒温病同用方·白虎加人参以山药代粳米汤》）

儿科惊风

○己巳端阳前，友人黄文卿幼子，生六月，头身胎毒终未愈。禀质甚弱，忽肝风内动，抽掣绵绵不休。囟门微凸，按之甚软，微有赤色。指纹色紫为爪形。目睛昏而无神，或歪。脉浮小无根。此因虚气化不固，致肝阳上冲脑部扰及神经也。文卿云：此证西医已诿为不治，不知尚有救否？答曰：此证尚可为，听吾用药，当为竭力治愈。遂先用定风丹（生明乳香三钱、生明没药三钱、朱砂一钱、大全蜈蚣一条、全蝎一钱。共为细末，每小儿哺乳时，用药分许，置其口中，乳汁送下，一日约服药五次。主治初生小儿绵风，其状逐日抽掣，绵绵不已，亦不甚剧。编者注）三分，水调灌下。继用生龙骨、生牡蛎、生石决明以潜其阳；钩藤钩、薄荷叶、羚羊角（锉细末三分）以息其风；生箭芪、生山药、山萸肉、西洋参以补其虚；清半夏、胆南星、粉甘草以开痰降逆和中。共煎汤多半杯，调入定风丹三分，频频灌之。二剂肝风止，又增损其方，四剂痊愈。

按：黄芪治小儿百病明载《本经》。惟此方用之，微有升阳之嫌。然《本经》又谓其主大风，肝风因虚内动者，用之即能息风可知。且与诸镇肝敛肝之药并用，若其分量止用二三钱，原有益而无损也。

○ 天津饭店聂姓幼子，生七月，夜间忽患肝风，抽动喘息，不知啼。时当仲夏，天气亢旱燥热。察其风关、气关纹红有爪形，脉数身热，知系肝风内动。急嘱其乳母，将小儿置床上，不致怀抱两热相并。又嘱其开窗，以通空气。先用急救回生丹吹入鼻中，以镇凉其脑系。遂灌以定风丹三分。又用薄荷叶、黄菊花、钩藤钩、栀子、羚羊角以散风清热，生龙骨、生牡蛎、生石决明以潜阳镇逆，天竺黄、牛蒡子、川贝母以利痰定喘。将药煎好，仍调入定风丹三分，嘱其作数次灌下，勿扰其睡。嗣来信，一剂风息而病愈矣。

按：此二证，虽皆系肝风内动抽掣，而病因虚实迥异。相臣皆治以定风丹，而其煎汤送服之药，因证各殊。如此善用成方，可为妙手灵心矣。(《医学衷中参西录·治小儿风证方·定风丹》)

儿 科 疹

○ 又丙寅季春，愚因应友人延请，自沧来津。有河东俞姓童子病温兼出疹，周身壮热，渴嗜饮水，疹出三日，似靥非靥，观其神情，恍惚不安，脉象有力，摇摇而动，似将发痉。为开白虎汤加羚羊角钱半（另煎兑服，此预防其发痉，所以未用蜈蚣）。药未及煎，已抽搐大作。急煎药服下，顿愈。

至痉之因惊骇得者，当以清心镇肝、安魂定魄之药与蜈蚣并用，若朱砂、铁锈水、生龙骨、生牡蛎诸药是也。有热者，加羚羊角、青黛。有痰者，加节菖蒲、胆南星。有风者，加全蝎、僵蚕。气闭塞及牙关紧者，先以药吹鼻得嚏，后灌以汤药。

至于西药臭家加里及抱水格鲁拉儿，其麻醉脑筋之力，原善镇惊使暂不发，可容徐用中药，以除病之根蒂。(《医学衷中参西录·论小儿痉病治法》)

第四节　外科医案

疮　疡

○ 一人年二十余。因抬物用力过度，腰疼半年不愈。忽于疼处发出一疮，在脊梁之旁，微似红肿，状若覆盂，大径七寸。疡医以为腰疼半年，始现此疮，其根蒂必深而难治。且其内外发热，饮食懒进，舌苔黄厚，脉象滑数。知其证兼外感实热，投以白虎加人参汤，热退能食。数日，又复虚汗淋漓，昼夜不止，遂用龙骨、牡蛎（皆不用煅）、生杭芍、生山药各一两为方，两剂汗止。继治以清火、消肿、解毒之药，若拙拟消乳汤，去瓜蒌加金线重楼、三七（冲服）之类，更加鹿角霜钱许以引经。惟消乳汤以知母为君重八钱，兹则所用不过五六钱。外用五倍子、三七、枯矾、金线重楼、白及为末，以束其根；乳香、没药、雄黄、金线重楼、三七为末，以敷其顶，皆用醋调之。旬日疮消三分之二，其顶甚软。遂以乌金膏（以雄黄炒巴豆仁至黑色，研细，名乌金膏）调香油敷其软处。二日，疮破出稠脓若干。将此内托生肌散(生黄芪四两、甘草二两、生明乳香一两半、生明没药一两半、生杭芍二两、天花粉三两、丹参一两半。上七味共为细末，开水送服三钱，日三次。若将散剂变作汤剂，须先将花粉改用四两八钱，一剂分作八次煎服，较散剂生肌尤速。主治瘰疬疮疡破后，气血亏损不能化脓生肌，或其疮数年不愈，外边疮口甚小，里边溃烂甚大，且有串至他处不能敷者。编者注）改作汤剂投之，外敷拙拟化腐生肌散。七八日间疮口长平，结痂而愈。自言其疮自始至终未尝觉疼，盖因用药节节得着也。然徒精外科者，又何能治此疮乎。

徐灵胎治疮最重围药。以围药束住疮根，不使毒势散漫，又能阻隔周身之热力不贯注于疮，则疮必易愈。愚治此疮所用束根之药，实师徐氏之意也。(《医学衷中参西录·治疮科方·内托生肌散》)

瘰疬

○ 一少年，项侧起一瘰疬，大如茄，上连耳，下至缺盆，求医治疗，言服药百剂，亦不能保其必愈，而其人家贫佣工，为人耘田，不惟无钱买如许多药，即服之亦不暇。然其人甚强壮，饮食甚多，俾于每日三餐之时，先用饭汤送服煅牡蛎细末七八钱，一月之间消无芥蒂。然此惟身体强壮且善饭者，可如此单服牡蛎，若脾胃稍弱者，即宜佐以健补脾胃之药，不然恐瘰疬未愈，而脾胃先伤，转致成他病也(《医学衷中参西录·治疮科方·消瘰丸》中也录有本案，编者注)。(《医学衷中参西录·牡蛎解》)

○ 又治一妇人，在缺盆起一瘰疬，大如小橘。其人亦甚强壮无他病，俾煮海带汤，日日饮之，半月之间，用海带二斤而愈。

若身体素虚弱者，即煮牡蛎、海带，但饮其汤，脾胃已暗受其伤。盖其咸寒之性，与脾胃不宜也。

○ 族侄女患此证，治数年不愈。为制此方(消瘰丸：煅牡蛎十两、生黄芪四两、三棱二两、莪术二两、朱血竭一两、生明乳香一两、生明没药一两、龙胆草二两、玄参三两、浙贝母二两。主治瘰疬。编者注)，服尽一料而愈。

按：方书谓牡蛎左顾者佳，然左顾右顾辨之颇难。此物乃海中水气结成，亿万相连，或覆或仰，积聚如山，古人谓之蚝山。覆而生者其背凸，仍覆置之，视其头向左回者为左顾。仰而生者其背凹，仍仰置之，其头亦向左回者为右顾。若不先辨其覆与仰，何以辨其左右顾乎。然瘰疬在左边左顾者佳，若瘰疬在右边，用左顾者未必胜于右顾者也。

血竭，色赤味辣。色赤故入血分，味辣故入气分，其通气活血之效，实较乳香、没药为尤捷。诸家本草，未尝言其辣，且有言其但入血分者，皆未细心实验也。然此药伪者甚多，必未研时微带紫黑，若血干之色。研之红如鸡血，且以置热水中则溶化，须臾复凝结水底成块者，乃为真血竭。(《医学衷中参西录·治疮科方·消瘰丸》)

梅　毒

○ 曾治一人，从前患毒淋，服各种西药两月余，淋已不疼，白浊亦大见轻，然两日不服药，白浊仍然反复。愚俾用膏淋汤（生山药一两、生芡实六钱、生龙骨六钱、生牡蛎六钱、大生地六钱、潞党参三钱、生杭芍三钱。主治膏淋。编者注），送服秘真丹，两次而愈。(《医学衷中参西录·治淋浊方》)

第五节　五官科医案

眼　病

○ 愚在奉时，有高等检察厅书记官徐华亭，年逾四旬，其左目红胀肿疼，入西人所设施医院中治数日，疼胀益甚。其疼连脑，彻夜不眠。翌晨视之，目上已生肉螺，严遮目睛。其脉沉部有力，而浮部似欠舒畅，自言胸中满闷且甚热。投以调胃承气汤加生石膏两半、柴胡二钱，下燥粪若干，闷热顿除，而目之胀疼如故。再诊其脉，变为洪长，仍然有力。恍悟其目之胀疼连其脑中亦觉胀疼者，必系脑部充血，因脑而病及于目也。急投以拙拟建瓴汤（生怀山药一两、怀牛膝一两、生赭石八钱、生龙骨六钱、生牡蛎六钱、生怀地黄六钱、生杭芍四钱、柏子仁四钱。若大便不实者去赭石，加建莲子三钱。若畏凉者，以熟地易生地。编者注），服一剂，目脑之疼胀顿愈强半。又服二剂，痊愈。至其目中所生肉螺，非但

服药所能愈。点以拙拟磨翳药水，月余其肉螺消无芥蒂。(《医学衷中参西录·论目疾由于脑充血者治法》)

牙　痛

○ 愚素无牙疼病。丙寅腊底，自津回籍，早六点钟之车站候乘，至晚五点始得登车，因此感冒风寒，觉外表略有拘束，抵家后又眠于热炕上，遂陡觉心中发热，继而左边牙疼。因思解其外表，内热当消，牙疼或可自愈。服西药阿司匹林一瓦半（此药原以一瓦为常量），得微汗，心中热稍退，牙疼亦觉轻。迟两日，心中热又增，牙疼因又剧。方书谓上牙龈属足阳明，下牙龈属手阳明，愚素为人治牙疼有内热者，恒重用生石膏少佐以宣散之药清其阳明，其牙疼即愈。于斯用生石膏细末四两，薄荷叶钱半，煮汤分两次饮下，日服一剂。两剂后，内热已清，疼遂轻减。翌日因有重证应诊远出，时遍地雪深三尺，严寒异常，因重受外感，外表之拘束甚于初次，牙疼因又增剧，而心中却不觉热。遂单用麻黄六钱（愚身体素强壮是以屡次用药皆倍常量，非可概以之治他人也），于临睡时煎汤服之。未得汗。继又煎渣再服，仍未得汗。睡至夜半始得汗，微觉肌肤松畅，而牙疼如故。剧时觉有气循左侧上潮，疼彻辅颊，且觉发热。有时其气旁行，更疼如锥刺。恍悟此证确系气血挟热上冲，滞于左腮，若再上升至脑部，即为脑充血矣。遂用怀牛膝、生赭石细末各一两煎汤服之，其疼顿愈，分毫不复觉疼，且从前头面畏风，从此亦不复畏风矣。盖愚向拟建瓴汤方（见第三卷论脑充血证可预防篇中），用治脑充血证甚效，方中原重用牛膝、赭石，今单用此二药以治牙疼，更捷如影响，此诚能为治牙疼者别开一门径矣，是以详志之。

(《医学衷中参西录·自述治愈牙疼之经过》)